JOHANNES RANDOLF

Krabble!

Mehr Bäume.
Weniger CO_2.
www.cpibooks.de/klimaneutral

Johannes Randolf:
Krabble

www.edition-a.at
www.crawling-fitness.com

Redaktion und Lektorat: Greta Sparer
Cover und Gestaltung: Jaehee Lee
Fotos: Hongwei Tang, iStock
Coverfoto: Barbara Klaczak
Autorenfoto: Markus Schneeberger
Illustration: Danijela Tolanov-Vogl

Mit besonderem Dank an die Anton Bruckner Universität für das zur Verfügung Stellen der Räumlichkeiten für die in diesem Buch verwendeten Aufnahmen.

Gesetzt in der Avenir next
Gedruckt in Europa

1 2 3 4 5 – 20 19 18 17

ISBN 978-3-99001-209-3

JOHANNES RANDOLF

Krabble!

TRAINING FÜR KÖRPER UND GEHIRN MIT DEN NATÜRLICHEN BEWEGUNGEN DER BABYS

edition a

Inhalt

Vorwort

Krabbeln: Das Training für Körper und Gehirn

Tänzer machen beim Training ein paar der gleichen Fehler, die auch alle anderen Menschen gerne machen. Zum Beispiel trainieren sie am liebsten die Dinge, in denen sie ohnedies schon gut sind, um darin noch besser zu werden. Dazu kommt, dass sie, ebenfalls wie die meisten Menschen, eine bessere und eine schlechtere Seite haben, und automatisch die bessere Seite intensiver trainieren als die schlechtere. Die so entstehende Ungleichgewichtung in der Muskulatur und die Verschiebungen im Bewegungsapparat können ihnen Probleme bereiten. So leiden Tänzer mitunter an Nackenverspannungen und an Rückenschmerzen.

Das brachte mich jüngst auf die Idee, meinen Tanzstudentinnen und -studenten an der Anton Bruckner Universität in Linz mein Krabbel-Workout anzubieten, das ich auf Basis meiner Erfahrungen als Tänzer, Tanzlehrer und Physiotherapeut entwickelt habe. Die Übungen des Krabbel-Workouts erfordern, wie schon der Name sagt, den Vier-Füßler-Stand. Sie belasten viel mehr der rund 650 Muskeln, die wir besitzen und von denen die meisten in der täglichen Bewegungs- und Trainingsroutine auch von Tänzern und Leistungssportlern unbeachtet bleiben. Dabei fordern sie automatisch beide Körperseiten gleichermaßen.

Das Krabbel-Workout ist eigentlich mehr Entdeckung als Erfindung. Denn es definiert im Grunde nichts Neues. Es vollzieht vielmehr die natürlichen, von der Evolution durch entsprechende genetische Programmierungen vorgesehenen Bewegungen nach, mit denen Babys ganz von selbst ihren Bewegungsapparat und ihre Muskulatur auf den aufrechten Gang vorbereiten. Das Krabbel-Workout ist mit seinen dreidimensionalen, immer in Bewegung stattfindenden Übungen und nicht zuletzt dank seiner vernetzenden und ausgleichenden Wirkung auf unser Gehirn, die einzige – auch wenn das Wort abgegriffen ist – ganzheitliche Trainingsmethode, die ich kenne. Genau das richtige für meine Studentinnen und Studenten, dachte ich.

15 von ihnen nahmen daran teil. Sie belegten alle das Fach Zeitgenössischer Bühnentanz und waren zum Teil im dritten und zum Teil

im vierten Studienjahr. Das Fach erfordert einige Akrobatik, unter anderem, weil es Elemente aus dem Breakdance enthält. Das bedeutet, dass die Studentinnen und Studenten mehr ihrer 650 Muskeln einsetzen als klassische Tänzer, und natürlich viel mehr, als Menschen, die beruflich viel sitzen oder stehen müssen. Ich wusste, dass trotzdem auch sie beim Krabbel-Workout Muskeln und Muskelketten trainieren würden, von denen sie davor gar nicht genau gewusst hatten, dass sie existieren. Zu Beginn belächelten sie das Training auf allen Vieren, doch ich gab ihnen die Übungen für Fortgeschrittene auf, sodass sie schon nach fünf Minuten spürten, wie sehr das Krabbel-Workout sie fordert. Bereits am zweiten Tag kamen sie mir auf den Treppen rückwärts entgegen, weil sie wegen ihres Muskelkaters kaum noch anders konnten.

Der Muskelkater verwandelte sich allmählich in Kraft und Stabilität. Bereits nach vier Tagen berichteten sie mir, was ich erwartet hatte: Ihr Oberkörper fühlte sich stabil und gut trainiert an, ebenso wie ihre Beine, denn beim Krabbeln für Fortgeschrittene berühren die Knie den Boden nicht, was eine Herausforderung für Oberschenkel und Waden darstellt. Ein Student erzählte mir, dass seine Rückenschmerzen verschwunden seien. »Du bist doch auch Physiotherapeut«, sagte er zu mir. »Was genau macht dieses Krabbel-Workout eigentlich mit uns?«

Eine Frage, die mir oft Menschen stellen, die von der Effizienz des Krabbel-Workouts überrascht sind, und die möglichst alles darüber wissen wollen. Ich beantworte sie immer gerne, und, wenn etwas Zeit dafür ist, wie jetzt, auch etwas ausführlicher.

Dreidimensional statt zweidimensional trainieren

Eine Besonderheit des Krabbel-Workouts ist die Dreidimensionalität der darin enthaltenen Übungen. Zweidimensional zu trainieren bedeutet, isolierte Muskeln durch repetitive Übungen einseitig zu belasten und damit zu kräftigen. Dreidimensional zu trainieren bedeutet, ganze Muskelketten und damit das Zusammenspiel der einzelnen Muskeln miteinander zu trainieren.

Beim Krabbel-Workout trainieren wir dreidimensional, weil alle Bewegungen durch die Position im Vier-Füßler-Stand jeweils den Ober- und den Unterkörper einbinden, weil es sich nie um isolierte Bewegungen, sondern um komplexe Bewegungsabläufe handelt, und das bei einem ständigen Links-Rechts-Wechsel. Dem allgemeinen Verständnis nach hat ein Workout den Sinn, unseren Körper stark und gesund zu machen und zu halten. Ich bin sicher, dass Sie so denken, und ich stimme dem auch grundsätzlich zu. Doch unser Bild von einem starken und gesunden Körper ist verbesserungsfähig.

Wir denken dabei zu sehr an eine schlanke Statur und an möglichst große Muskelkraft, sichtbar durch eine wohl definierte Muskulatur. Deshalb neigen wir bei der Wahl unseres Workouts zu Krafttraining zum Beispiel in einem Fitnesscenter. Krafttraining ist auch durchaus löblich, bloß hat es in seiner zweidimensionalen Form ein paar evidente Nachteile. Was ich meine, können Sie gut an Extrembeispielen erkennen. Der Anblick eines laufenden oder schwimmenden Bodybuilders macht deutlich, dass da etwas nicht stimmt. Denn die beim zweidimensionalen Training aufgebaute Muskulatur ist sozusagen nicht alltagstauglich. Sie macht uns eher unbeweglicher und lässt uns deshalb, wenn wir sehr viel davon aufbauen, in Bewegung unbeholfen wirken.

Ganz abgesehen von anderen lästigen Begleiterscheinungen, die das zweidimensionale Training haben kann, wie etwa Sehnenscheidenentzündungen oder Entzündungen der Achillessehne. Im Zuge meiner Arbeit als Physiotherapeut habe ich auch schon viele ausgesprochen muskulöse Patienten mit Rückenschmerzen und Bandscheibenvorfällen behandelt. Beides kann ebenfalls eine Folge verminderter Beweglichkeit durch zweidimensionales Krafttraining sein.

Das Training etwa in einem Fitnesscenter hat zudem den Nachteil, dass wir dabei, so wie ich es schon bei meinen Tanzstudentinnen und -studenten erwähnt habe, automatisch und oft ohne es überhaupt zu merken, jene Muskeln stärker trainieren, die ohnedies schon stark sind, etwa die des rechten Beines im Vergleich zu jenen des linken, mit allen Folgen des so entstehenden Ungleichgewichtes. Sportwissenschaftler und Ärzte haben deshalb viel an einer Verbesserung der Fitnessgeräte geforscht, doch deren Fehler ist im Wesentlichen noch immer der gleiche: Die damit möglichen Übungen bleiben in der Regel zweidimensional, während unsere Bewegungen, schon wenn wir nur jemandem die Hand geben, nun einmal dreidimensional sind. Weshalb wir, wenn wir unseren Körper kräftigen und unsere Beweglichkeit erhalten beziehungsweise verbessern wollen, auch dreidimensionale Übungen brauchen. Überlegen Sie einmal, welche der Übungen, die Sie abends nach der Arbeit im Fitnesscenter machen, etwas mit Ihrem Alltag zu tun haben, das Treppensteigen ausgenommen.

Das gleiche gilt für Trainingsformen, bei denen wir auf Fitnessgeräte verzichten und stattdessen mit unserem Körpergewicht zweidimensional trainieren. Auch Liegestütze oder Situps werden unserem Körper mit seinen vielseitigen Möglichkeiten und seinem Anspruch auf variantenreiche Belastung nicht gerecht.

Zweidimensionales Training lässt Sie vielleicht gut aussehen, aber es ist weder normal noch funktionell. Es widerspricht der Natur unserer Muskeln. Die sind dafür gemacht, in Abstimmung miteinander zu arbeiten, in so genannten Funktionsketten. Diese Ketten gilt es beim Training einzusetzen.

Noch einen Nachteil hat das zweidimensionale Training: Es lässt außer Acht, dass der Schwäche eines Muskels nicht unbedingt mangelndes Training zugrunde liegt. Ich gelangte zu dieser Erkenntnis, die mich bei der Entwicklung des Krabbel-Workouts maßgeblich beeinflusste, durch einen Schicksalsschlag gleich zu Beginn meiner beruflichen Laufbahn.

Ich wollte von meiner Jugend an Tänzer werden, auf der Bühne stehen und das Publikum mit meinem Tanz begeistern. 1991 hatte ich es geschafft: Die damals einzige Hochschule für zeitgenössischen Tanz, die Tanzakademie Rotterdam, nahm mich auf.

Meine Freude darüber währte allerdings nur kurz, denn gegen Ende meines ersten Jahres bekam ich Schmerzen in der rechten Hüfte. Es handelte sich offenbar um eine Entzündung, die sich laufend verschlimmerte. Bald konnte ich mein rechtes Bein kaum noch ein paar Zentimeter vom Boden heben.

Während mir die Ärzte ergebnislos Spritzen vor allem in die Lendenwirbelsäule gaben, stellten die Physiotherapeuten fest, dass einer meiner Muskeln, mein Hüftbeuger, zu schwach war. Sie trugen mir allesamt Kräftigungsübungen für diesen Hüftbeuger auf. Doch ich konnte ihn trainieren, so viel ich wollte, es brachte nichts. Er wurde davon nicht stärker. Ich zog daraus frustriert den Schluss, dass ich das Tanzen besser bleiben ließ, weil mein Körper anscheinend nicht dafür gemacht war. Doch was sollte ich nun mit meinem Leben anfangen? Mir war klar, dass ich weiter mit meinem Körper arbeiten wollte. Außerdem ließ mir die Frage keine Ruhe, was mit meinem Hüftbeuger los war. Ich wollte das Problem, wenn ich es schon nicht lösen konnte, wenigstens verstehen. Deshalb absolvierte ich selbst eine Ausbildung zum Physiotherapeuten. Auch meine Lehrtherapeuten versuchten sich allesamt an meiner Hüfte, doch, ganz wie ich es erwartet hatte, ebenfalls erfolglos. Ich hatte die Hoffnung, meine Schmerzen je wieder loszuwerden, so gut wie aufgegeben, als ich im Rahmen meiner Ausbildung ein Praktikum in einem oberösterreichischen Physiotherapieinstitut absolvierte. Dort geschah etwas, das für mein damaliges Verständnis des Körpers einem Wunder glich.

Der therapeutische Leiter dieses Instituts, Hans Meierhofer, setzte auf die zu diesem Zeitpunkt noch exotische Osteopathie. Nach einigen Tests kam auch er zu dem Schluss, dass mein Hüftbeuger zu schwach war und deshalb nicht richtig arbeitete. Ich erwartete auch von ihm Übungsreihen zur Kräftigung des Hüftbeugers selbst und diverser mit ihm in Verbindung stehender Muskeln, doch Hans hatte anderes im Sinn. Er brachte mich in Bauchlage und zwar in eine verdrehte Position, in der ich auf beiden Seiten jeweils etwa eine Minute verweilen musste. Danach testete er den Hüftbeuger erneut, und das für mich Unglaubliche geschah: Mein Hüftbeuger war danach stark und ich hatte keine Schmerzen mehr.

Hans, der mir meine Fassungslosigkeit wohl ansah, erklärte mir, dass der Schwäche eines Muskels neben mangelndem Training zum Beispiel auch Flüssigkeitsmangel, verminderte Nerveninformation, Unterversorgung mit Blut oder eine Störung eines mit diesem Muskel verbundenen Organs zugrunde liegen kann. Er empfahl mir eine Reihe von Übungen, bei denen ich meinen Körper »verschraubte«, also den Oberkörper gegenüber dem Unterkörper verdrehte. Es dauerte nicht lange, bis mein Hüftbeuger dank der ungewohnten Impulse, die er dabei bekam, so stark war, dass ich nach Abschluss meiner Ausbildung zum Physiotherapeuten meine Laufbahn als Tänzer fortsetzen konnte.

Unsere Muskeln brauchen, um stark zu sein, neben ihrer spezifischen Belastung Impulse, die ihnen vielleicht Angehörige von Naturvölkern, die auf Bäume oder über Felsen klettern, durch Wälder laufen oder über Bäche springen, noch zuführen, die wir ihnen aber weder innerhalb unserer täglichen Bewegungsroutine noch bei zweidimensionalen Fitnesstrainings geben.

Beim Krabbeln bekommen unsere Muskeln beziehungsweise unsere Nerven schon allein durch die um neunzig Grad verschobene Position aller Körperteile, durch die sich unser Körper ständig gleichsam in einer ungewohnten Umgebung neu behaupten muss, andere Impulse als sonst. Vielleicht denken Sie jetzt trotzdem: Wozu dreidimensional? Ein ausgeprägter Bizeps, ein schönes Sixpack, ein straffes Gesäß und muskulöse Beine, mehr will ich gar nicht. Ich stelle Ihnen deshalb hier eine Frage: Fühlen Sie sich geschmeidig? Geschmeidig, denken Sie jetzt. Was ist das überhaupt?

Wenn Sie das Wort im Duden nachschlagen, finden Sie folgende Erklärung: biegsam, weich und dabei voll Spannkraft; gelenkige Glieder besitzend und daher sehr gewandt; mit kraftvollen und anmutigen Bewegungen. So fühlen Sie sich nicht? Finden Sie, dass all das eher für Tänzer und elegante Tiere, etwa Panther, möglich ist, nicht aber für Sie?

Mit dieser Einstellung sind Sie leider nicht allein. Dabei sollten wir uns eigentlich alle geschmeidig bewegen können und uns ebenso fühlen. Denn es gibt keinen Grund, Geschmeidigkeit Tänzern oder Tieren zu überlassen. Sie ist vielmehr eine Eigenschaft, über die alle gesunden Menschen verfügen können. Denn Geschmeidigkeit ist die Folge gut koordinierter und gut zusammenspielender Muskeln und Muskelketten, die wir durch ein dreidimensionales, variantenreiches Training erwerben können, durch ein Training, das auch einen bereits erwähnten, weit verbreiteten und oft willkürlich gemachten Trainingsfehler erst gar nicht zulässt: Beim Krabbel-Workout können wir gar nicht einen Arm stärker trainieren als den anderen oder ein Bein mehr als das andere.

Durch den ständigen Rechts-Links-Wechsel trainieren wir immer beide Seiten gleich intensiv, ohne uns erst darauf konzentrieren zu müssen. Ein Blick auf die leider selten gewordenen Naturvölker zeigt, wie geschmeidig ein Körper auch ohne Tanztraining sein kann, und ganz sicher gibt es unter den Angehörigen dieser Völker weder Frauen noch Männer, die auf die Idee kämen, repetitiv Steine zu stemmen. Hier nun also, was das dreidimensionale, auf den natürlichen Bewegungen der Babys aufbauende Krabbel-Workout mit uns macht, in Form von zehn Punkten.

Erstens: Kräftigung von Muskeln und Muskelketten

Wie gut sich das Krabbeln zur Kräftigung unserer Muskeln und Muskelketten eignet, erlebte ich, als ich während meiner Karriere als Tänzer nach meinen Problemen mit dem Hüftbeuger einen weiteren Rückschlag erlitt. Während einer Vorstellung sprang mir ein Kollege auf den Rücken. Das war Teil der Choreographie, doch ich hatte gerade keinen stabilen Stand und mein linkes Knie gab nach. Das Ergebnis waren ein Kreuzbandriss, ein kaputter Knorpel und ein kaputter Meniskus. Da ich weiter trainieren wollte und musste, mein Knie aber nicht belastbar war, dachte ich mir Übungen aus, die ich auf allen Vieren durchführen konnte. Ich baute dabei auf dem speziellen Bereich der Bodenarbeit innerhalb des zeitgenössischen Tanzes auf. Bei dieser Arbeit entwickeln Tänzer und Tänzerinnen, ausgehend vom Vier-Füßler-Stand, Bewegungskombinationen und Phrasen. Während ich auf diese Weise bodennah vor mich hintrainierte, spürte ich nicht nur, wie viele Muskeln ich dabei gleichzeitig trainierte und welche positiven Auswirkungen diese Form des Trainings auf meinen Rücken hatte, ich gelangte auch zu ein paar neuen Erkenntnissen. Zum Beispiel zu der, dass der Vier-Füßler-Stand schon immer bei Yoga, Pilates und anderen Körpertrainingskonzepten eine Rolle gespielt hat und dass das bestimmt kein Zufall ist.

Ich recherchierte ein wenig und stieß unter anderem auf den Chirurgen Rudolf Klapp. Er entwickelte bereits zu Beginn des vergangenen Jahrhunderts eine Trainingsmethode, die als »Klappsches Kriechen« bekannt wurde. Er empfahl sie vor allem Patienten, die an einer seitlichen Verkrümmung der Wirbelsäule, der sogenannten Skoliose, litten.

Das Klappsche Kriechen kräftigte im Wesentlichen den Rücken und war zur Zeit seines Entdeckers recht verbreitet. Erst als sich schulmedizinische Behandlungsformen von Rückenschmerzen durchsetzten, verlor es an Bedeutung. Dass es aus dem Lehrplan der Physiotherapie verschwand, ist bedauerlich. Ich kam jedenfalls nach

Trainierte diagonale Muskelketten machen schnelle Reaktionen möglich.

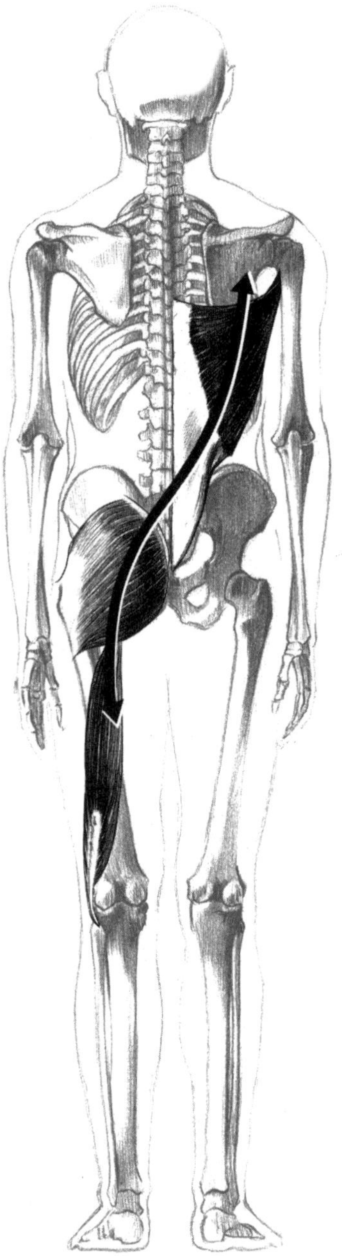

meinen verhältnismäßig schweren Verletzungen ziemlich rasch auf die Bühne zurück und ich erinnere mich noch, wie einer meiner Kollegen ganz verwundert war, als er mir zur Begrüßung auf die Schultern klopfte. »Wow«, sagte er. »Woher hast du auf einmal diesen starken Rücken?« Dass mein Rücken im Vier-Füßler-Stand so stark geworden war und dass auch meine Tanzstudentinnen- und studenten nach unserem Krabbel-Workout bei sich diese Beobachtung machten, ist kein Zufall. Denn wollen wir auf allen Vieren die richtige Position halten, ist der Rücken ständig gefordert. Er muss ständig arbeiten, um nicht einzusinken. Doch der Rücken profitiert auch von der Kräftigung zweier wichtiger Diagonalen, die ich im nächsten Punkt erkläre.

Zweitens: Kräftigung der Diagonalen

Wenn es um einen rundum kräftigen, stabilen und geschmeidigen Körper geht, sind zwei Funktionsketten besonders wichtig: die jeweils vorne und hinten verlaufenden Diagonalen von der linken Schulter zum rechten Bein und von der rechten Schulter zum linken Bein. Doch gerade sie kommen in unserer täglichen Bewegungsroutine zu kurz und verkümmern. Teil dieser Funktionsketten ist der

Schulterblattsenker, der von der Schulter abwärts zur Wirbelsäule verläuft. Er ist häufig zu schwach, weil unsere Schultern beim Sitzen nach vorne kippen. Wenn er zu schwach ist, führt das zu Nacken- und Rückenschmerzen.

Die Diagonale beginnt an der Rückseite des linken Beines und zieht über das Gesäß hoch zur rechten Schulter. Dieselbe Kette verläuft klarerweise auch von rechts unten nach links oben.

Der Schulterblattsenker ist der oberste Muskel dieser Kette und dafür zuständig, dass die Schultern nicht hochgezogen sind und dass der gesamte Rücken geschützt ist. Wenn er schwach oder inaktiv ist, fehlt vor allem die Stütze der Lendenwirbelsäule und der Schulterblätter. Denn in der Lendenwirbelsäule überkreuzen sich die beiden Diagonalen und stabilisieren die Lendenwirbel und die Bandscheiben. Ist nur einer der beiden Diagonalen nicht hundertprozentig aktiv, geht das auf Kosten der Bandscheiben.

Ihre Degeneration oder sogar ein Bandscheibenvorfall sind vorprogrammiert. Wenn wir diese Diagonalen trainieren, bauen wir Kraft jedenfalls vor allem an ihren Kreuzungspunkten, im Rumpf, auf. Viele Fitnesstrainings und -trainer unterbewerten die Bedeutung eines kräftigen Rumpfes. Wichtig ist so ein schöner, starker Rumpf neben der genannten Schutzfunktion schon deshalb, weil er unseren Körperschwerpunkt bildet. Ist er gut trainiert, sind wir wendiger und flexibler. Wir sind damit besser auf überraschende Herausforderungen vorbereitet, etwa wenn wir stolpern, und zu schnelleren körperlichen Reaktionen in der Lage. So gut wie bei jeder Sportart, egal ob es Golf, Tennis oder Joggen ist, profitieren wir von einem kräftigen Rumpf.

Drittens: Die Kräftigung des gesamten Oberkörpers

Unsere tägliche Bewegungsroutine ist beinbetont, weil Gehen eine der wenigen Bewegungen ist, die wir noch nicht ganz durch technische Hilfsmittel ersetzt haben. Der Oberkörper kommt da zu kurz. Ganz anders beim Krabbel-Workout.

Durch die Bewegung auf allen Vieren und die entsprechende Gewichtsverlagerung sind neben den Schultern auch die Arme und der gesamte Oberkörper in jeden Bewegungsablauf integriert. Vor allem die ungewohnte Belastung der Schultern und der Arme gehört für Krabbel-Anfänger zu den großen Herausforderungen.

Viertens: Die Kräftigung der Beine

Sie denken vielleicht, dass die Beine beim Krabbel-Workout zu kurz kommen, was scheinbar logisch wäre, weil sich dabei ja unser Gewicht von den Beinen allein gleichmäßig auf Arme und Beine verteilt. Doch vor allem in der Krabbel-Version für Fortgeschrittene sind die Beine vielfältigen, mehrheitlich ungewohnten und deshalb umso wertvolleren Belastungen ausgesetzt. In der Version für Einsteiger krabbeln wir noch mit den Knien am Boden, wobei sich zum Schutz der Knie einige Vorkehrungen treffen lassen, die ich später noch beschreiben werde.

Doch als Fortgeschrittene heben wir, wie meine Tanzstudentinnen und -studenten, die Knie, was die zweite große Herausforderung des Krabbel-Workouts ist. Als Physiotherapeut kann ich nicht anders, als darauf hinzuweisen, wie wichtig ein variantenreiches Beintraining für unsere Hüft- und Kniegelenke ist.

Die Zahl der Menschen, die an Degenerationen in diesem Bereich leiden, steigt durch die immer gleiche Belastung der beiden Gelenke beim Treppensteigen, Laufen, Gehen und vor allem Sitzen. Nur gut und dreidimensional trainierte Beine können die Gelenke schützen und den Oberkörper schmerz- und verletzungsfrei tragen.

Fünftens: Die Kräftigung des Halses

Viele Menschen sind unzufrieden mit ihrem Hals. Sie finden ihn zu dick, zu dünn oder zu schlaff und suchen im Internet nach Trainingsmöglichkeiten. Dort finden sie nur wenige und die sind auch noch allesamt repetitiv und zweidimensional, was gerade in der Halswirbelsäule problematisch ist, die neben der Lendenwirbelsäule der zweite sensible Bereich unserer Wirbelsäule ist. Viele geben diese Übungen, zum Glück, rasch wieder auf, weil sie davon Schmerzen bekommen. Beim Krabbel-Workout hingegen trainieren wir den Hals ganz automatisch mit jeder Übung mit. Denn solange wir auf allen Vieren den Kopf in der richtigen Position behalten, fordert das die Halsmuskeln auf die richtige Weise.

Sechstens: Die Kräftigung der intrinsischen Muskulatur

Beim Krabbeln bewegen wir uns sozusagen auf einer instabilen Unterstützungsfläche. Das bedeutet, dass wir ständig unwillkürliche stabilisierende Bewegungen machen müssen, einfach um nicht umzufallen. Vor allem wenn wir bei bestimmten Übungen nach hinten schauen und keinen optischen Anhaltspunkt haben, ist unser Körper gezwungen, ständig neue Lösungen zu finden. Die Muskeln, die wir dabei trainieren, die sogenannten intrinsischen Muskeln, sehen wir nie, weil sie tief im Körper liegen. Sie sind zum Beispiel dafür zuständig, unsere Gelenke richtig in der Pfanne zu führen. Je besser sie trainiert sind, desto geschmeidiger laufen unsere Bewegungen ab, desto weniger kompensatorisch muss unser Körper wirken und desto gesünder bleiben unsere Gelenke. Genauso wenig, wie Sie je einen Ihrer intrinsischen Muskeln gesehen haben, haben Sie wahrscheinlich je einen ihrer Namen gehört. Am ehesten kennen Sie vielleicht die Rotatorenmanschette, die ich als Beispiel dafür nennen möchte, wie wichtig das Training der intrinsischen Muskulatur, das mit dem Krabbel-Workout einhergeht, ist.

Die Rotatorenmanschette besteht aus einer Gruppe von insgesamt vier Muskeln im Schulterbereich, die alle vom Schulterblatt zum Oberarmkopf ziehen, das Schultergelenk kappenförmig umgeben und, von außen betrachtet, vom Deltamuskel verdeckt sind. Die Aufgabe der Rotatorenmanschette besteht darin, den Oberarmknochenkopf in der sehr flachen Gelenkpfanne des Schulterblattes zu halten. Das Resultat ist eine extreme Beweglichkeit des Schultergelenkes in mehreren Bewegungsebenen und der Drehachse. Ist die Schultermanschette zu schwach, führt das zu klassischen Schulterbeschwerden, etwa zur berüchtigten Kalkschulter. Denn kann die Manschette das Schultergelenk nicht stabilisieren, schickt der Körper das Härteste, was er hat, dorthin, um diese Aufgabe zu übernehmen, nämlich Kalk. Wenn wir regelmäßig krabbeln, werden unsere Schultern nicht nur stark, sie bleiben oder werden auch gesund.

Siebtens: Die Mobilisierung der Wirbelsäule

Die Wirbelsäule ist mein Hauptbetätigungsfeld bei meiner täglichen Arbeit als Physiotherapeut. Etwa siebzig Prozent meiner Patienten kommen wegen Beschwerden in der Lenden-, Brust- oder Halswirbelsäule zu mir, und vermutlich geht es den meisten anderen Physiotherapeuten ebenso. Deshalb möchte ich bei der Erklärung, was das Krabbel-Workout für die Wirbelsäule tut, etwas weiter ausholen.

Der Grund für die vielen Wirbelsäulen-Beschwerden, die unsere Patienten an uns Physiotherapeuten herantragen, ist, dass die tägliche Belastung unserer Wirbelsäule nicht ihrer Belastbarkeit entspricht.

Unsere Körperhaltung überfordert sie und sorgt damit für ihre frühzeitige Abnutzung und daraus resultierende Beschwerden. Aber wie kann das eigentlich sein? Wie kann es sein, dass Rückenschmerzen nicht nur Menschen treffen, die ihr Leben ohne Rücksicht auf ihre Gesundheit führen, sondern auch solche, die im Rahmen der Vernunft einfach nur tun, was ihr Alltag von ihnen fordert? Warum spielt ihre Wirbelsäule dabei nicht mit? Wie kann es sein, dass mit der Wirbelsäule anscheinend eine Art Sollbruchstelle in unserem Körper verbaut ist?

Als ich über diese Fragen nachzudenken begann, wurde mir zunächst bewusst, dass es kein Tier gibt, das Bandscheibenprobleme hat, zumindest keines, das nicht wegen Überzüchtung bereits mit einem degenerierten Bewegungsapparat zur Welt gekommen ist. Als nächstes wurde mir bewusst, dass auch unsere Vorfahren auf allen Vieren gegangen sind. Evolutionär betrachtet haben wir uns sogar viel länger auf vier als auf zwei Beinen bewegt. Welcher Schluss lässt sich daraus ziehen?

Je intensiver ich mich mit dem Thema befasste, desto logischer wurde es für mich, dass einer von zwei Ursachen für die vielen Wirbelsäulen-Beschwerden ein evolutionäres Dilemma zugrunde liegen könnte, dass nämlich unsere Wirbelsäule einfach nicht für den aufrechten Gang geschaffen ist, jedenfalls noch nicht.

Für die Evolution könnte die Aufrichtung des Menschen einfach zu schnell gegangen sein. Sie hatte vielleicht noch nicht genug Zeit, alle Wirbelkörper und Bandscheiben dafür zu optimieren.

Zwar begannen unsere Vorfahren bereits vor vier Millionen Jahren, sich langsam auf den aufrechten Gang vorzubereiten, und bereits vor etwa zwei Millionen Jahren setzte die Phase unserer Aufrichtung ein. Genug Zeit für die Evolution, scheinbar die Wirbelsäule an die an sie gestellten Anforderungen anzupassen. Doch eben nur scheinbar. Denn während dieser langen Zeit benutzten unsere Vorfahren weiterhin ihre vier Gliedmaßen wie Schimpansen. Sie gingen, liefen und griffen mit allen Vieren.

Zur entscheidenden Belastungsveränderung für die Wirbelsäule kam es erst in der letzten eigentlichen Phase unserer Aufrichtung von vier auf zwei Beine. Wann sie stattfand, ist wissenschaftlich nicht restlos geklärt. Schon eher geklärt ist, wie lang sie gedauert hat. Denn eine Zwischenstufe, etwa ein Wechsel von vier auf drei und dann erst auf zwei Beine, war nicht möglich. Die endgültige Aufrichtung kann also nur übergangslos und rasch erfolgt sein. Offenbar zu rasch für die Wirbelsäule, auf deren Bandscheiben die Schwerkraft unversehens deutlich stärker wirkte als zuvor und die zur besseren Abfederung und Ausbalancierung unseres Körpergewichtes von einer einfach nach oben gekrümmten zu einer von oben nach unten doppelt gekrümmten werden musste.

Besonders die Krümmung in der Lendenwirbelsäule und die Form der Lendenwirbel scheinen noch fehlerhaft zu sein, ebenso wie die Belastbarkeit der Bandscheiben. Unsere Lendenwirbelsäule und unsere Bandscheiben haben praktisch keine Chance, innerhalb unserer Lebenserwartung fehlerfrei zu funktionieren. Es gibt tatsächlich Hinweise darauf, dass die Evolution der Wirbelsäule noch nicht abgeschlossen ist. Vielmehr könnte sie gerade vor einem Sprung stehen. Forscher vermuten, dass sich die Wirbelsäule evolutionär so verändern wird, dass sie nur mehr eine große Krümmung in der Brust- und Lendenwirbelsäule hat, einfach weil wir die zweite Krümmung so, wie wir sitzen und stehen, nicht mehr brauchen. Spannend ist diese These allemal.

Zurück in ihre evolutionäre Ausgangsposition zu kommen, auf alle Vier, muss sich für die Wirbelsäule jedenfalls anfühlen, wie nach langer Zeit wieder nach Hause zu kommen. Die zweite Hauptursache für die Häufigkeit von Wirbelsäulenproblemen sind ein paar Ideen des modernen Menschen, die in den Geschichtsbüchern allesamt als große Fortschritte vermerkt sind, die aber die Wirbelsäule ebenfalls sozusagen am falschen Fuß erwischten. Zum Beispiel die Idee, sesshaft zu werden.

Das Wort »sesshaft« allein impliziert schon Probleme. Davor waren wir als Nomaden ständig in Bewegung. Unsere Bewegungsabläufe waren variantenreich wie die der heutigen Naturvölker. Unser Fokus war nach vorne und nach oben gerichtet.

Klettern, Laufen, das alles forderte und förderte unsere Beweglichkeit und Geschmeidigkeit. Doch als wir vor 17.000 Jahren sesshaft wurden, fingen die einseitigen Belastungen unseres Bewegungsapparates an. Wir mussten Häuser bauen und Felder bestellen. Für eine permanent vorgebeugte

Haltung ist die doppelt gekrümmte Wirbelsäule aber definitiv nicht gemacht. Die Wirkung der Schwerkraft auf die schon durch die bloße Aufrichtung viel stärker belasteten Bandscheiben erhöht sich in dieser Haltung noch weiter.

Es folgte unsere Idee mit der Digitalisierung, die für die Wirbelsäule zum regelrechten Supergau wurde. Denn seit es Computer gibt, sind wir während unseres gesamten Tagesablaufes fast nur noch nach vorne und nach unten orientiert. Dadurch befindet sich unser Kopf permanent außerhalb unserer Körperachse. Normalerweise sollte der Schwerpunkt unseres Kopfes auf der Lotlinie unserer Körpermitte liegen. So könnten unsere Nackenmuskeln ihn mit relativ wenig Muskelspannung in Balance halten. Ist unser Kopf jedoch dauerhaft nach vorne geneigt und sein Schwerpunkt somit außerhalb der Lotlinie, beansprucht das unsere Nackenmuskeln wesentlich stärker.

Das Resultat sind chronische Nackenverspannungen, die häufig so genannte Spannungskopfschmerzen auslösen. Zudem hat eine Fehlstellung der Halswirbelsäule negativen Einfluss auf den Rest der Wirbelsäule und den gesamten Bewegungsapparat. Zu dieser Fehlhaltung kommt, für die Wirbelsäule ebenso ungünstig, unsere dank vieler technischer Ideen möglich gewordene und laufend fortschreitende Bewegungsarmut. Der Satz »Use it or lose it« hat hier tragische Relevanz. Denn eine Zelle, die sich nicht bewegt, stirbt ab, und um unsere Zellen zu bewegen, müssen wir unseren Körper bewegen. Dank der Rückfahrkameras in unseren Autos, um nur ein Beispiel zu nennen, müssen wir uns beim Rückwärtsfahren nicht mehr im Sitz verdrehen. Wenn wir es dann nach einer Weile wieder versuchen, weil wir uns im Urlaub einen billigen Mietwagen genommen haben, geht es gar nicht mehr ohne Schmerzen.

Mit der fortschreitenden Digitalisierung der Welt steuern wir inzwischen auf die absolute Bewegungslosigkeit und damit auf den endgültigen Verlust der Beweglichkeit zu. Spätestens wenn wir mit großen Brillen im Gesicht in Lehnstühlen liegen und in virtuellen Welten leben und arbeiten, wird es so weit sein. Wenn wir nicht gegensteuern, werden wir uns dann schon in jungen Jahren wie Greise bewegen. Denn der Verlust der Beweglichkeit bringt den Verlust der Stabilität mit sich. Werden die Wirbelsäule und die Gelenke steifer, haben wir weniger Möglichkeiten, ausgleichende Bewegungen durchzuführen. Mit einem beweglichen Körper können wir uns abfangen, wenn wir stolpern. Mit einem unbeweglichen stürzen wir.

Besonders wichtig für unsere Stabilität im aufrechten Gang ist die Beweglichkeit der Wirbelsäule. Je beweglicher die einzelnen Wirbel sind, desto besser können wir auf unerwartete Irritationen reagieren. Ist die Wirbelsäule steif, fallen wir bei jeder Irritation um wie ein Brett.

Die Auswirkungen der Bewegungsarmut schleichen sich ganz unauffällig in unser Leben ein. Lange merken wir gar nicht, wie die ganz normale und alltägliche, aber eben grundfalsche Belastung unserer Wirbelsäule zu Problemen führt. Denn unser Körper ist geduldig. Er schafft es eine Weile, unaufhörlich unsere Fehlbelastungen auszugleichen und unseren Stillstand zu kompensieren. Doch irgendwann tauchen wie aus dem Nichts Schmerzen auf. Die Wirbelsäule wird dabei nie in ihrer Gesamtheit starr, sondern in bestimmten Bereichen, typischerweise im unteren Teil, der Lendenwirbelsäule. Dann müssen die anderen Wirbel das ständige Justieren und Ausbalancieren übernehmen und so viel tun, dass es die Bandscheiben in diesem Bereich irgendwann nicht mehr aushalten. Wir verstehen dann nicht, woher die Schmerzen auf einmal kommen, weil wir ja nur das gleiche getan haben wie immer. Es ist uns nicht klar, dass sich unser ganz normales Leben für unsere Wirbelsäule schon die ganze Zeit angefühlt haben muss wie ein Aufenthalt in der Folterkammer, und die Schulmedizin lässt uns dann meist im Stich. Denn so toll manche Errungenschaften der Schulmedizin sein mögen, so begrenzt ist doch ihr Blick auf die Gesamtheit des Menschen und die im Körper wirkenden Zusammenhänge.

Die Schulmedizin vermag bei lebensrettenden Maßnahmen und operativen Eingriffen Großartiges zu leisten. Doch sie enttäuscht, wenn es »nur« um die Verbesserung der Lebensqualität geht. Menschen mit Beschwerden, die sich nicht mit den klassischen Methoden der Schulmedizin heilen lassen, weil sie weder lebensbedrohlich sind noch einer operativen Therapie bedürfen, lässt sie meist alleine. Denn welche Möglichkeiten hat sie?

Operation
Schmerzstiller
Entzündungshemmer
Medikamente, die Beschwerden reduzieren, die Ursache jedoch außer Acht lassen.

Ich legte der Schulmedizin von Beginn meiner Laufbahn als Physiotherapeut an einen zentralen Mangel zur Last, und mein wachsendes Wissen bestätigte mich darin: Was den Menschen ausmacht, nämlich dass alles im Körper miteinander verbunden und er selbst ein Gesamtkunstwerk ist, sieht sie nicht und vor allem nutzt sie es nicht.

Wenn es weh tut, legt die Schulmedizin ihren Fokus nur auf den Ort des Schmerzes und versucht, den Schmerz auf diese Art zu reduzieren. Handelt es sich nicht um eine lebensbedrohliche Krankheit, verwendet sie kaum Zeit auf die Beantwortung der Frage, was diesen Schmerz auslöst.

Besonders deutlich wird dieser Mangel der Schulmedizin bei Beschwerden, die, ohne Folgen eines Unfalles zu sein, den Bewegungsapparat betreffen und die sie als »chronisch« oder auch »degenerativ« einstuft. Diese Gruppe von Beschwerden beinhalten mehr oder weniger alles, was die Orthopäden nicht operieren können oder müssen, und womit ihre Patienten dann zu uns Physiotherapeuten kommen. Dass solche Beschwerden häufiger werden, lässt sich den Statistiken aller industrialisierten Länder entnehmen. Wobei es auch noch eine Dunkelziffer gibt, denn viele Menschen haben sich so sehr an ihre Schmerzen gewöhnt, dass sie für sie zum Normalzustand geworden sind. Ich höre jedenfalls auf meine Frage nach Rückenschmerzen oft den Satz: »Ja klar, aber die hat doch jeder, nicht wahr?« Hier gilt es, zwei wichtige Dinge zu verstehen. Es handelt sich um zwei Erkenntnisse, die ich mit allem, was ich weiß, bestätigen kann, und die Voraussetzungen dafür sind, Beschwerden, welcher Art auch immer, wieder loszuwerden. Die erste Erkenntnis lautet:

Schmerzen sind nicht normal.

Schmerzen sind ein Zeichen des Körpers, dass er es gerade alleine nicht schafft, in Balance zu kommen. Schmerzen sind deshalb, so unangenehm sie auch sein mögen, eine gute Einrichtung des Körpers. Sie sind die einzige, ich wiederhole: die einzige Möglichkeit, die unser Körper hat, um sich uns mitzuteilen. Er zeigt uns damit, dass er Hilfe braucht. Er zeigt uns, dass wir entweder vom Falschen zu viel oder vom Richtigen zu wenig getan haben. Wir begründen Nackenverspannungen oder Rückenschmerzen gerne mit ersterem. Damit, dass wir von etwas zu viel getan haben. Dass wir zu viel gesessen oder gestanden sind oder zu viel und zu schwer gehoben haben. Das mag auf den ersten Blick ja sogar zutreffen, dennoch ist es die vielleicht bequemere, aber ausweglosere Sicht der Dinge. Denn was sollen wir tun, wenn zum Beispiel das Sitzen zu unserem beruflichen Alltag gehört? Wer seine Schmerzen so sieht, ist rasch bereit, sich mit ihnen abzufinden. »Der Job verlangt das nun einmal von mir, da kann man nichts machen«, sagen solche Patienten dann zu mir. Womit ich bei der zweiten Erkenntnis bin:

Wir müssen Schmerzen als Zeichen dafür betrachten, dass wir von etwas zu wenig getan haben.

Diese Betrachtung, die meinem Krabbel-Workout zugrunde liegt, bietet sehr wohl Auswege. Möglichkeiten tun sich auf. Wir tun schon etwas von dem, was unser Körper braucht, nur eben nicht oft und lange genug. Jetzt sind wir nicht mehr passiv der Behandlung durch Therapeuten oder Ärzte ausgeliefert. Jetzt sind wir selbst Teil der Lösung, selbst für unser Wohlbefinden verantwortlich und können es selbst herstellen. Es ist zugegeben die unbequemere Sichtweise. Denn Eigenverantwortlichkeit ist nun einmal unbequemer als Schmerzmittel zu nehmen und den Rest einem Arzt oder Therapeuten zu überlassen.

So gesehen versucht die Schulmedizin genau, was wir allzu gerne von ihr erwarten: Schmerzen wegzunehmen ohne aktive Beteiligung des Betroffenen. Bloß tut sie es eben viel zu oft vergeblich, weshalb, Gott sei Dank, immer mehr Menschen zu der anderen Sichtweise neigen. Sie stellen sich die entscheidende Frage.

Wovon kann ich mehr tun, um wieder schmerzfrei zu sein?

Wenn es um Rückenschmerzen oder andere Probleme, die mit der Wirbelsäule zu tun haben, geht, sind Sie mit dieser Frage bereit für das Krabbel-Workout. Zum ersten Mal ernsthaft dachte ich über das Krabbeln zur Mobilisierung der Wirbelsäule schon während meiner Ausbildung zum Physiotherapeuten nach, als eine Patientin meinen damaligen Lehrtherapeuten zu sich bat, weil sie es nicht mehr zu uns in die Praxis schaffte. »Ich kann mich nur noch auf allen Vieren bewegen«, sagte sie am Telefon, und genauso fanden wir sie auch vor. Die Frau krabbelte durch ihre Wohnung. Ein Bild, das bei mir haften blieb, und das mir drei Fragen aufdrängte:

Warum gibt es so viele Patienten, die ihre Rückenschmerzen in dieser Position nicht spüren?
Was genau passiert beim Krabbeln?
Wie ließe sich das Krabbeln therapeutisch nutzen?

Was mit der Wirbelsäule in der Waagrechten passiert, ist einfach erklärt. Der Druck auf die Wirbelkörper und die Bandscheiben ist weg. Zudem befindet sie sich beim richtigen Krabbeln mit ihrer Krümmung in genau der Position, die unsere Anatomie vorsehen würde, und die wir beim Sitzen so leicht verlassen. Wenn wir sie beim Krabbel-Workout nun verschrauben, wenn wir also den Oberkörper gegen den Unterkörper verdrehen, hat das eine stark mobilisierende Wirkung auf sie.

Wer krabbelt, wird deshalb zum Beispiel bald feststellen, dass ihm das Rückwärtsfahren im Auto auch ohne Rückfahrkamera wieder viel leichter fällt.

Achtens: Verbesserung der allgemeinen Beweglichkeit

Beim Krabbeln mobilisieren wir nicht nur die Wirbelsäule. Wir mobilisieren dabei zum Beispiel auch die Achillessehne, indem wir sie ständig dehnen und verkürzen, oder unsere Sprunggelenke, was vor allem Frauen interessieren dürfte, die Schuhe mit hohen Absätzen tragen. Vor allem mobilisieren wir beim Krabbel-Workout aber die Hüftgelenke, was besonders wichtig ist, weil auch sie wie die Wirbelsäule durch häufiges Sitzen stark belastet sind. Denn beim Sitzen verkürzt sich der Hüftbeuger, wodurch es zu einer sogenannten Beckenverkippung kommen kann. Das heißt, dass sich das Becken nicht mehr in seiner anatomisch vorgesehenen und für das perfekte Zusammenspiel der Muskeln erforderlichen Position befindet.

Die Folge dieser Verkippung können Probleme mit der Lendenwirbelsäule, der Halswirbelsäule und den Schultern sein. Zudem sind unsere Hüften, weil die meisten von uns Rechts- oder Linksfüßler sind, einseitig belastet. In Kombination mit der Verkippung ist das tödlich für sie. Viele Menschen bekommen von den Schulmedizinern dann Hüftprothesen aus Keramik oder Titan, die auch nicht der Weisheit letzter Schluss sind. Denn ändern wir unsere Bewegungsabläufe nicht, setzen sich unsere Probleme auch mit so einer neuen Hüfte fort, allenfalls an einer anderen Stelle, zum Beispiel im Knie oder in der Leiste. Denn es gilt die Grundregel:

Wenn Muskeln gegen Knochen kämpfen, gewinnen immer die Muskeln.

Das Zitat stammt von dem amerikanischen Chiropraktiker und Begründer der Angewandten Kinesiologie, George Goodheart. Er bezog sich darauf, dass unsere Muskeln bei kontinuierlicher Fehlbelastung unsere Knochen immer wieder in die gleichen Fehlstellungen ziehen, bis es weh tut.

Durch das Krabbeln und die verschiedenen Variationen bis hin zu den im Folgenden beschriebenen Flow-Übungen mobilisieren Sie Ihre Hüftgelenke in immer neuen Stellungen. Dabei koordinieren, trainieren und dehnen Sie die gelenknahe Muskulatur perfekt. Gleiches gilt klarerweise auch für die sichtbaren großen Muskeln rund um das Hüftgelenk. Da das Krabbeln sehr ungewöhnliche Bewegungen und Positionen nutzt, wird Ihr gesamter Körper dabei nicht nur stabiler, sondern beweglicher.

Neuntens: Verbesserung der Koordination

Neben Ausdauer und Kraft gilt die Koordination als die dritte motorische Grundfähigkeit. Koordinieren bedeutet, etwas in ein Gefüge einzubauen beziehungsweise Dinge aufeinander abzustimmen. Unter Bewegungskoordination verstehen wir alles, was der Steuerung von ziel- und zweckgerichteten Bewegungen dient, wobei es immer um das geordnete Zusammenwirken von Informationsaufnahme über unsere Sinneswahrnehmungen, Nervensystem und Muskeln geht. Anders ausgedrückt: In einem gut koordinierten Körper, wie er sich durch das dreidimensionale Krabbel-Training heranbildet, läuft alles rund. Wir sind damit zu vielfältigen, auch spontanen Bewegungen fähig und unsere Bewegungen sehen dabei, um das Wort ein weiteres Mal zu benützen, geschmeidig aus. Es gibt keine Blockaden und Reibungsstellen, an denen Probleme entstehen können.

Zehntens: Training des Gehirns

Für Babys ist das Krabbeln nicht nur zur Vorbereitung des Körpers auf die Belastungen beim aufrechten Gang wichtig. Babys müssen auch krabbeln, um bestimmte neurologische Reflexe, mit denen sie zur Welt kommen, in willkürliche Abläufe zu verwandeln. Denn nach einer Weile verschwinden diese Reflexe wieder, und von da an sollte das Kind die Aktionen, die sie ausgelöst haben, selbständig, kontrolliert und zielgerichtet beherrschen.

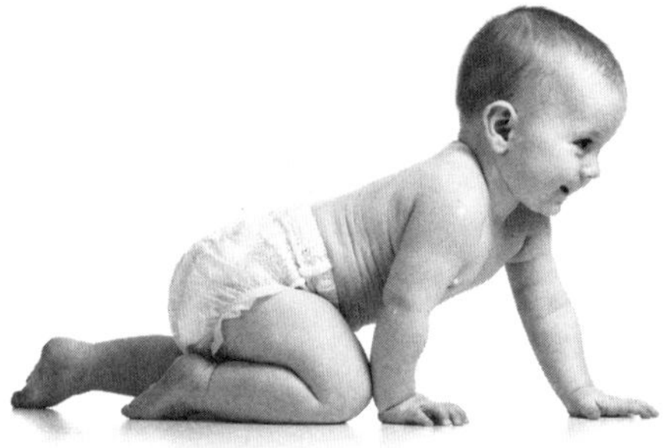

Das Krabbeln hilft den Babys in dieser Phase, denn es verbindet die rechte und die linke Gehirnhälften miteinander. Krabbeln ist somit eine entscheidende Voraussetzung für die normale Entwicklung des kindlichen Gehirns. Wenn Eltern ihre Kinder aus falschem Ehrgeiz animieren, sich frühzeitig aufzurichten, verhindern sie wichtige Lernschritte. Sie können damit, in Verbindung mit anderen negativen Einflüssen, spätere Teilleistungsstörungen ihrer Kinder wie Legasthenie (Lese- und Rechtschreibschwäche) oder Dyskalkulie (Rechenschwäche) auslösen.

Für Menschen, denen es als Babys nicht gelungen ist, ihre Reflexe zu integrieren, ist Krabbeln eine Therapie. Das belegt, dass auch bei Erwachsenen das Krabbeln noch Impulse an das Gehirn sendet, die vernetzend auf die beiden Gehirnhälften wirken. Krabbeln hat damit so ähnliche Effekte auf unser Gehirn, wie zum Beispiel das Jonglieren, bei dem die Wissenschaft bereits nachgewiesen hat, dass es Gehirnstrukturen verändert beziehungsweise ausbaut.

Neben einem Gefühl von Ausgeglichenheit können die durch das Krabbeln an das Gehirn gesendeten Impulse zum Beispiel eine bessere Merkleistung bewirken. Weshalb die Hirnforschung, in der sich Neurobiologie und -physiologie, kognitive Neurowissenschaft und Psychologie treffen, Krabbeln bereits als Mittel gegen schwindende Merkleistung, Alzheimer und Demenz entdeckt.

Den Zusammenhang zwischen unserem Gehirn und unseren Bewegungsabläufen könnte auch belegen, dass die Naturvölker, die zum Beispiel keine asphaltierten Straßen haben, und deren körperliche Koordination beim Gehen auf unebenen Untergründen ständig gefordert ist, nie an Alzheimer erkranken. Hinweise auf eine positive Wirkung körperlicher koordinativer Anforderungen auf unser Gehirn gibt zum Beispiel auch eine Versuchsanordnung mit Mäusen. Forscher verglichen die Gehirne von drei Gruppen von Mäusen miteinander. Die erste Gruppe lebte in einem normalen Laborkäfig, die zweite in einem Laborkäfig mit Laufrad und die dritte in einem kleinen Mäuse-Abenteuerspielplatz mit vielen Spielsachen. Es stellte sich heraus, dass die Mäuse mit Laufrad beziehungsweise mit Spielplatz über mehr Gehirnzellen verfügten, als die aus dem normalen Laborkäfig.

Eine Forschergruppe des Jacobs Centers für Lebenslanges Lernen wies bereits nach, dass Koordinationstraining die geistige Leistung älterer Menschen verbessert. Eine Versuchsgruppe trainierte ein Jahr lang dreimal pro Woche und zeigte anschließend bessere Leistungen in der Aufmerksamkeits- steuerung als vorher.

Vor allem die Fähigkeit der Teilnehmer zur räumlichen Wahrnehmung verbesserte sich. Auch Studien mit Kindern und Menschen mit leichtem Schädel-Hirn-Trauma liefern Hinweise auf positive Effekte eines Koordinationstrainings für die kognitiven Funktionen. Das Krabbeln hält nicht nur unseren Körper, sondern auch unser Gehirn fitter, und darf deshalb wohl endgültig als ganzheitliche Trainingsmethode gelten.

Wie Sie sich auf das Krabbeln vorbereiten

In dem nun folgenden praktischen Teil schlage ich Ihnen Übungen in verschiedenen Schwierigkeitsstufen mit und ohne Hilfsmittel vor, aus denen Sie je nach Ihren körperlichen Möglichkeiten und Vorlieben wählen können. Suchen Sie sich einfach jene Übungen oder jene Übungsvarianten aus, die Sie leicht und vor allem schmerzfrei ausführen können. Schritt für Schritt können Sie sich dann an der nächsthöheren Schwierigkeitsstufe versuchen. Sie werden am Ende dieses praktischen Teils auch zwei Trainingspläne finden, die ich für Sie zusammengestellt habe. Sie können sich aus den Übungen aber auch eigene Sequenzen zusammenstellen. Ein paar Dinge sollten Sie noch beachten:

Das Krabbeln darf keine Schmerzen verursachen oder bestehende Schmerzen verstärken.
Sollten Sie eine Übung als zu anstrengend empfinden und Schmerzen beispielsweise im Handgelenk spüren, suchen Sie sich einfach eine weniger anstrengende Variante aus.
Halten Sie unbedingt die jeweils beschriebenen Positionen der Hals-, der Brust- und der Lendenwirbelsäule ein.

Nur so krabbeln Sie richtig. Denn es gibt einen großen Unterschied zwischen dem Krabbel-Workout und anderen Trainingskonzepten. Im Krabbel-Workout gilt es bei den meisten Übungen, die natürliche Lordose der Lendenwirbelsäule und die Kyphose der Brustwirbelsäule beizubehalten. Bei anderen Trainingskonzepten ist die ganze Wirbelsäule über längere Zeit gerade gehalten. Das widerspricht allerdings ihrer natürlichen Krümmung und bringt Probleme mit sich. So ist etwa die Übung »Herabschauender Hund« aus dem Yoga für viele nicht ideal, weil dabei zu viel Druck auf die Brustwirbelsäule entsteht. Immer wieder kommen Yoga-Fans mit Beschwerden im Schulter-Nackenbereich zu mir. Bevor es losgeht, ist es wichtig, dass Sie Ihren Körper und seine Fähigkeiten vor allem anderen einmal selbst einschätzen und beim Krabbeln darauf eingehen. Dafür führen Sie eine Analyse Ihrer Körperhaltung durch und anschließend erkläre ich Ihnen verschiedene Handpositionen, aus denen Sie beim Krabbeln wählen können.

Ich möchte Ihnen auch eine Reihe von Krabbel-Tools vorstellen, von denen Sie die meisten zu Beginn noch nicht brauchen werden. Wenn Sie aber einmal auf den Geschmack gekommen sind, können Sie mit den Tools die Übungen noch weiter variieren.

Körperhaltung

Beim Krabbeln spielt die Körperhaltung eine wichtige Rolle. Ich werde Ihnen im Abschnitt »Ausgangsstellung« noch erklären, wie Sie Ihre Haltung während des Trainings kontrollieren können. Aber bevor Sie auf alle Viere wechseln, nehmen Sie sich kurz Zeit, um mit Hilfe der Abbildungen auf den nächsten Seiten Ihre ganz persönliche Körperhaltung auf zwei Beinen zu analysieren. Machen Sie sich keine Sorgen, falls Ihre Körperhaltung nicht dem Ideal entspricht, das die Natur für sie vorgesehen hat, denn das geht den meisten Menschen so. Damit Sie aber beim Krabbel-Workout eine vorhandene Fehlhaltung nicht noch verstärken, sondern Ihre Haltung sogar verbessern, sollten Sie einiges beachten.

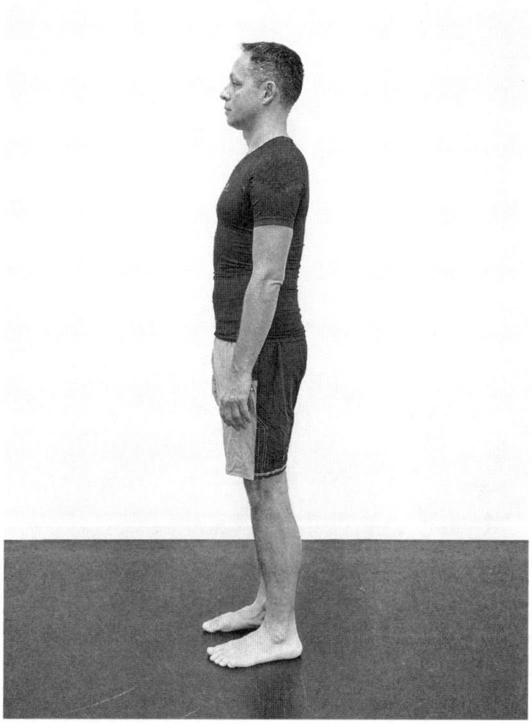

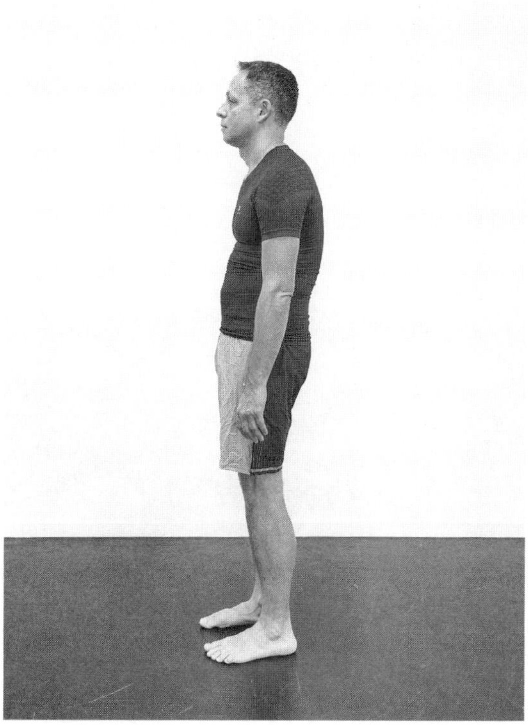

Bevor Sie zum ersten Mal Krabbeln, sehen Sie sich Ihre gewöhnliche Körperhaltung im Spiegel oder auf einem Foto an. Die meisten Menschen neigen zu einer Fehlhaltung und je nachdem, zu welcher Sie tendieren, sollten Sie beim Krabbel-Workout auf Verschiedenes achten. Auf der Abbildung oben sehen Sie eine normale Körperhaltung. Die Lotlinie ist gerade, das heißt, der Kopf, die Schultern und das Becken befinden sich in einer Linie, der Körper ist optimal ausbalanciert.

Erste Fehlhaltung. In der Abbildung oben sehen Sie eine Fehlhaltung, die viele meiner Patienten aufgrund von langem Sitzen haben. In dieser Haltung sackt der Körper in sich zusammen. Das Becken ist nach hinten gekippt, wodurch die Lendenwirbelsäule ihre natürliche Krümmung nach vorne verliert, die Burstwirbelsäule bekommt dadurch eine stärkere Krümmung nach hinten, und die Halswirbelsäule geht wie eine Treppe nach vorne.

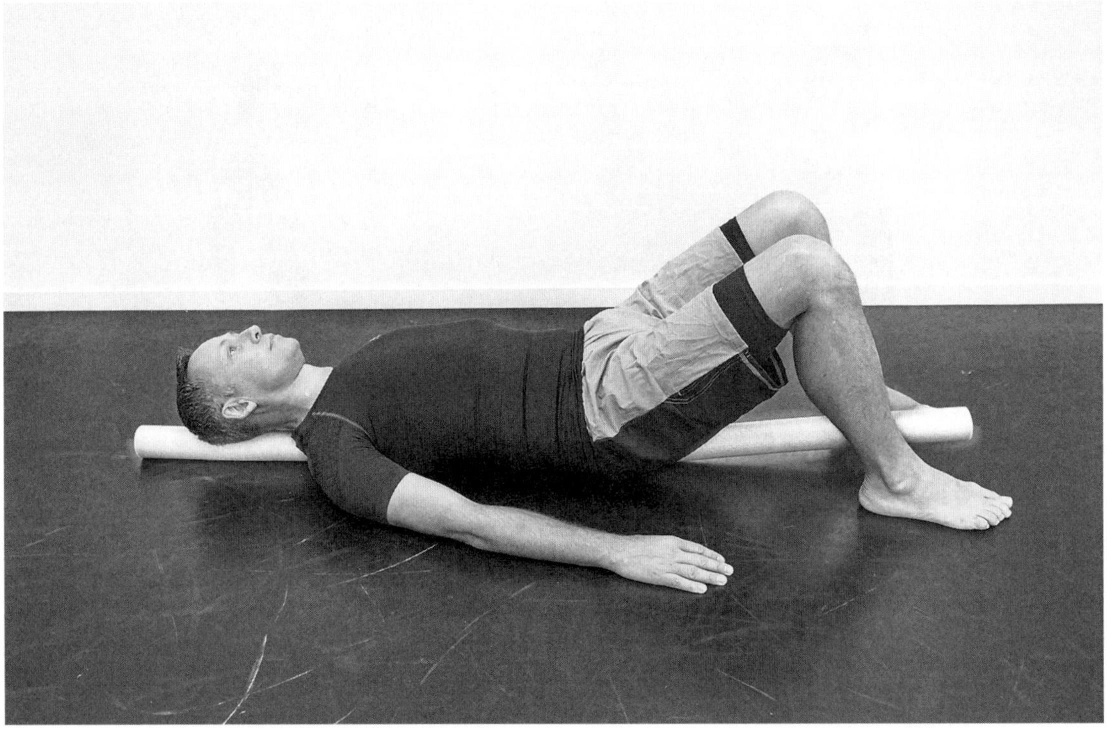

Mobilisierung der Brustwirbelsäule. Wenn Sie zur ersten Fehlhaltung tendieren, sollten Sie Ihre Brustwirbelsäule vor dem Training mobilisieren. Das können Sie machen, indem Sie sich wie ich auf der Abbildung oben auf eine Schwimmnudel legen und zwar für fünf bis zehn Minuten. Die Knie sind dabei angewinkelt, um die Lendenwirbelsäule zu schützen. Die Schwerkraft übernimmt den Rest. Ihre Brustwirbelsäule ist nach der Mobilisierung bereit, Veränderung anzunehmen. Gleichzeitig entspannt sich Ihre Nacken- und Schultermuskulatur.

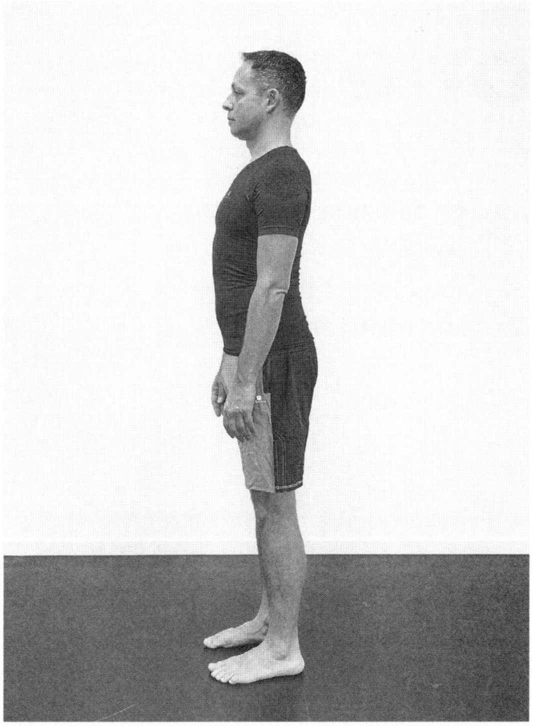

Zweite Fehlhaltung. Die Fehlhaltung in der Abbildung oben haben Sie vermutlich dann, wenn Sie Ihre Haltung selbst korrigieren wollen und deshalb den Brustkorb immer besonders stark nach vorne drücken, nach dem Motto: Brust raus, Bauch rein. Die Brustwirbelsäule ist jetzt zu gerade und nicht mehr nach hinten gewölbt. Um das Gleichgewicht zu halten, kippen Sie automatisch das Becken nach hinten und verstärken dabei die Krümmung in Ihrer Lendenwirbelsäule. Das führt zu Schmerzen in der Brustwirbelsäule und in der Lendenwirbelsäule.

Wenn Sie zu dieser Fehlhaltung tendieren, achten Sie beim Krabbeln darauf, Ihre Brustwirbelsäule in der natürlichen Krümmung zu halten und sie nicht zu stark nach hinten bzw. nach oben zu wölben. Das ist vor allem zu Beginn eine Herausforderungen, aber der Effekt des Trainings wird so ein viel größerer sein. Sie werden bald merken, wie sich Ihre Haltung dadurch verbessert. Die Körperhaltung der meisten Menschen liegt zwischen diesen Extremen. Wenn Sie sich nicht sicher sind, zu welcher Haltung Sie tendieren, achten Sie beim Krabbeln einfach darauf, Ihre Wirbelsäule in der natürlichen Krümmung zu halten und überprüfen Sie Ihre Haltung im Stehen und beim Krabbeln gelegentlich im Spiegel oder fragen Sie jemanden nach seiner Einschätzung.

Handpositionen

Wenn Sie mit dem Training beginnen, werden Sie feststellen, dass die Handposition dabei eine wichtige Rolle spielt. Denn ihre Hände tragen beim Krabbeln mehr Gewicht als sonst. Sie können zwischen den folgenden fünf Handpositionen wählen.

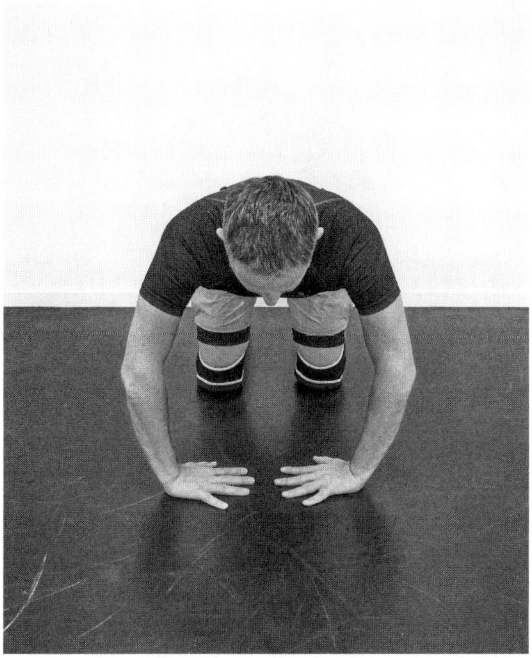

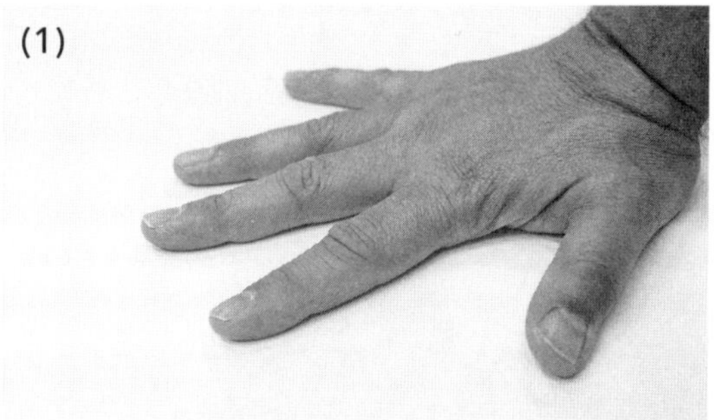

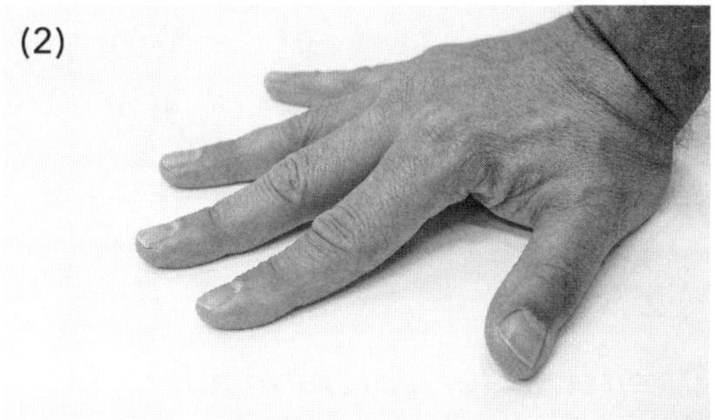

Erstens. Die Basisposition. Die Ellbogen zeigen nach außen und sind leicht gebeugt. Die Finger sind zueinander gerichtet, die Fingerspitzen sind ungefähr eine Handlänge voneinander entfernt und die Handflächen formen jeweils eine »Höhle«.

Beim Krabbeln soll die Hand nicht wie in (1) flach aufliegen, sondern eine Höhle formen wie in (2).

Da Ihre Hände beim Krabbeln ungewohnt viel Gewicht tragen müssen, aktivieren Sie in der Basisposition alle Ihre Handmuskeln, um das Gewicht besser zu verteilen und Ihre Handgelenke zu schonen. Dazu legen Sie die Hände zunächst flach auf den Boden, drücken die Finger nach unten und ziehen sie leicht in Richtung Handballen, sodass sich die Knöchel heben. Die Höhle, die dabei entsteht, sorgt dafür, dass die gesamte Handmuskulatur arbeitet und die Armmuskulatur sie dabei unterstützt.

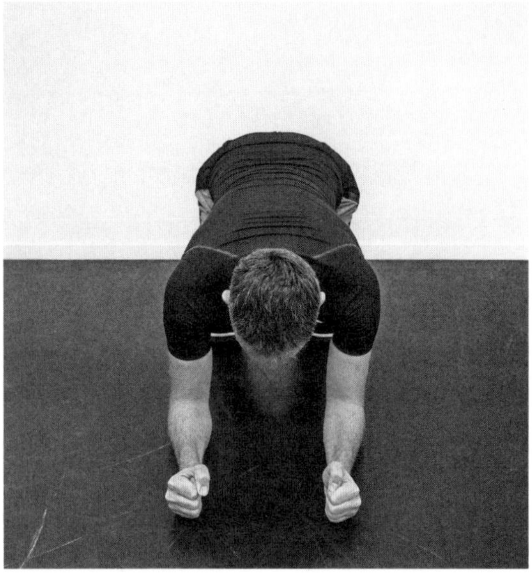

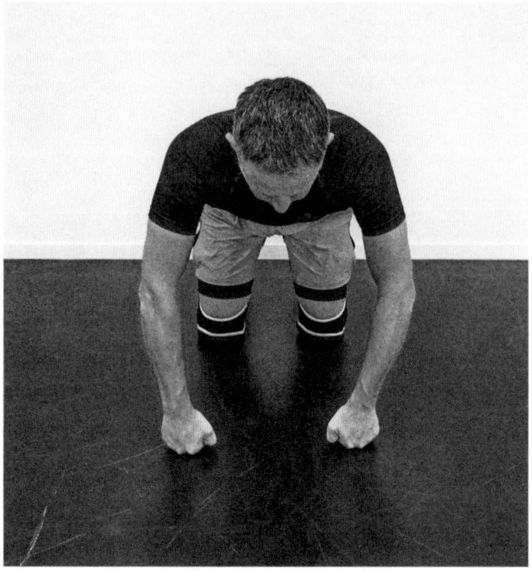

Zweitens. Der Unterarmstütz. Für diese Position legen Sie Ihre Unterarme flach und etwas weniger als schulterbreit auf den Boden. Drücken Sie mit den Fäusten leicht gegen den Boden, so verteilt sich das Gewicht des Oberkörpers auf den ganzen Unterarm und lastet nicht nur auf den Ellbogen.

Drittens. Der Fauststütz. Auch diese Variante schont die Handgelenke. Die Ellbogen zeigen nach außen und sind leicht gebeugt. Ihre Hände formen Fäuste, das Gewicht ruht auf den Knöcheln. Sie können auch sogenannte Liegestützgriffe (siehe Foto (2) Seite 39) zu Hilfe nehmen. Damit Ihre Handgelenke gerade bleiben, drehen Sie Ihre Hände dabei so, dass die Knöchel von Ihnen weggerichtet sind und die Finger zu Ihnen zeigen.

Empfehlung

Ich empfehle Ihnen, mit der Basisposition zu beginnen. Wenn Sie Ihre Handgelenke schonen möchten, wechseln Sie in den Unterarmstütz oder, wenn Sie sich schon etwas kräftiger fühlen, in den Fauststütz mit oder ohne Liegestützgriffen. Fortgeschrittenen Krabblern empfehle ich, einmal die Basisposition mit Bällen zu verwenden und sich nach und nach zu steigern und erst dann den Spidergriff auszuprobieren.

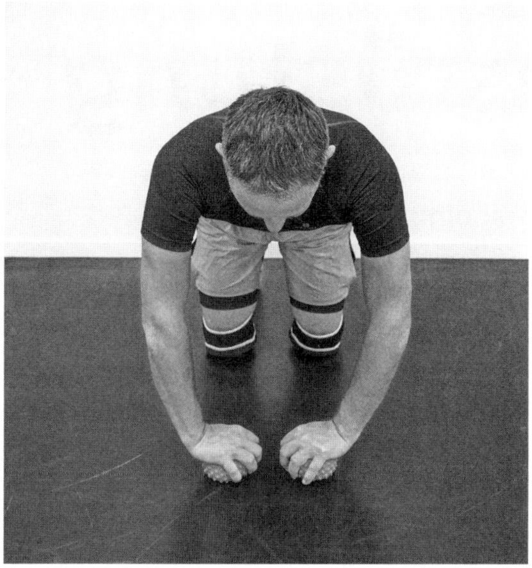

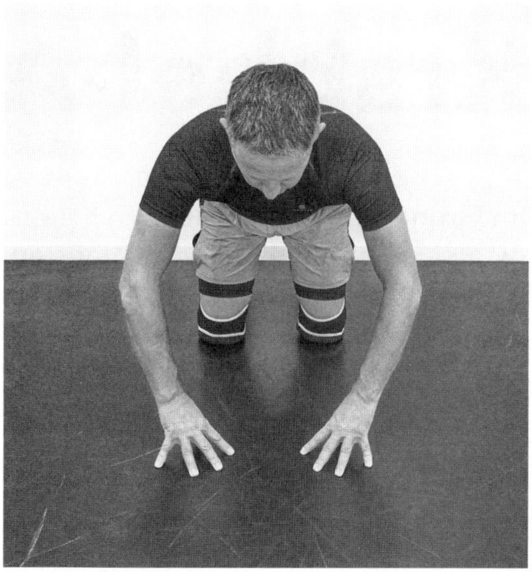

Viertens. Mit weichen Bällen. Fortgeschrittenen Krabblern empfehle ich, zur Abwechslung mit einem weichen, faustgroßen Ball in jeder Hand zu krabbeln. Die Bälle machen Sie instabiler, und zum Ausgleich erhöhen Sie die Spannung in den Handgelenken und den Armen und damit den Effekt des Trainings. Ich verwende Aktivabälle (siehe Foto (5) Seite 39). Die Ellbogen zeigen wieder nach außen und sind leicht gebeugt, die Handflächen und die Finger liegen auf den Bällen. Mit dieser Handposition können Sie die meisten Übungen variieren und deren Effekt erhöhen. Probieren Sie diese Variation aus, bevor Sie sich am Spidergriff (rechts) versuchen.

Fünftens. Spidergriff. Dies ist eine Variante für sehr fortgeschrittene Krabbler mit sehr gut trainierten Finger- und Handmuskeln. Die Handflächen berühren den Boden nicht, das ganze Gewicht ruht auf den Fingern. Die Ellbogen zeigen wieder nach außen und sind leicht gebeugt. Wenn Sie diese Handposition regelmäßig verwenden, werden Sie bald bemerken, wie Ihre Finger, Hände und Unterarme stärker werden.

Krabbel-Ausrüstung

Im Grunde brauchen Sie zum Krabbeln erst einmal gar nichts. Sie können einfach anfangen. Ich selbst verwende beim Krabbeln mit den Knien am Boden immer Knieschoner und empfehle es auch Ihnen, insbesondere wenn Sie empfindliche Knie haben. Auf der Abbildung rechts sehen Sie fünf verschiedene Ausrüstungsteile.

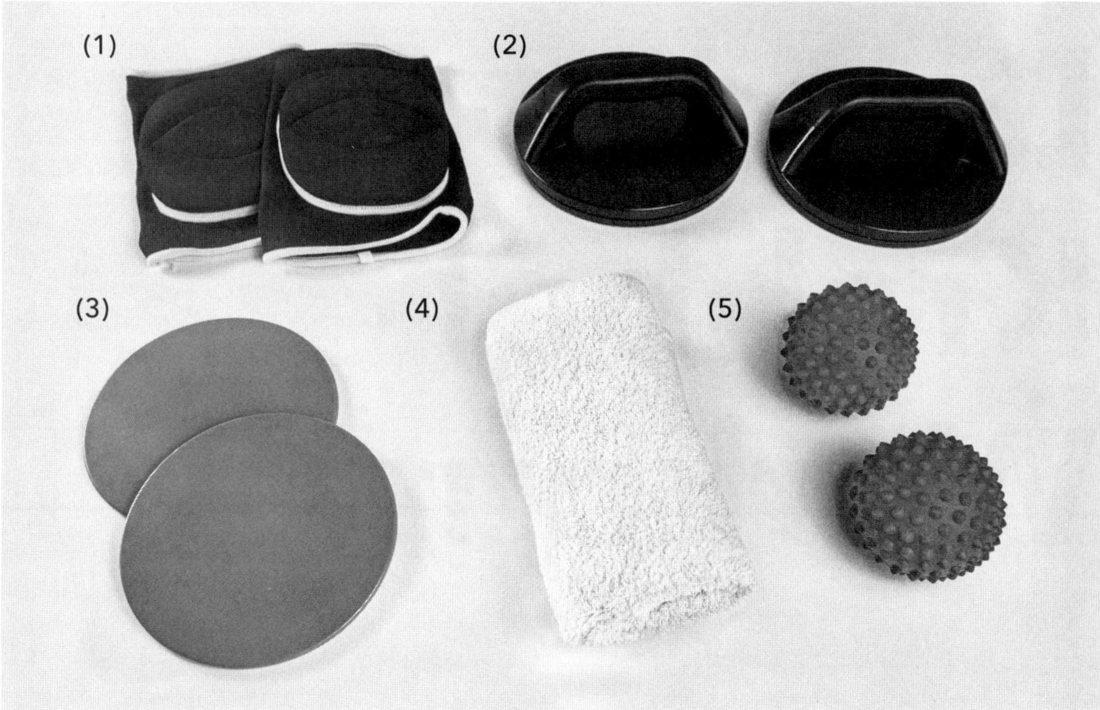

(1) Knieschoner (2) Liegestützgriffe mit rutschender Unterfläche (3) Sliding Pads wie für Yoga oder Pilates (4) Kleines Handtuch (5) Weiche Aktivabälle mit etwa zehn Zentimetern Durchmesser

(1) Für den Anfang reichen die Knieschoner. (2) Die Liegestützgriffe beziehungsweise (3) die Sliding Pads brauchen Sie für gewisse Übungen, bei denen Sie auf die Hände gestützt über den Boden rutschen. (4) Das kleine Handtuch können Sie als Alternative dazu nehmen. Auch für die Übungen im Unterarmstütz können Sie das Handtuch verwenden und die Unterarme darauf legen. (5) Mit den Aktivabällen können Sie die Intensität der meisten Übungen steigern, indem Sie die Handposition mit weichen Bällen einnehmen.

Das Krabbel-Workout

Krabbeln ist als Training einzigartig. Sie gleichen beim Krabbeln die täglichen Fehlbelastungen aus und trainieren den ganzen Körper, kein Muskel bleibt davon unberührt, auch wenn manche Übungen gewisse Muskelpartien stärker trainieren als andere. Außerdem verbessert Krabbeln die Zusammenarbeit von Gehirn und Körper, das heißt, es verbessert Ihre Koordination und Ihr allgemeines Wohlbefinden. Ich beginne diesen praktischen Teil so, wie Sie Ihr Training beginnen sollten, mit dem Aufwärmen und Mobilisieren. Anschließend gebe ich Ihnen Beispiele für Übungen, mit denen Sie Ihren Körper vor dem Krabbeln vorbereiten, vor allem wenn Sie zum ersten Mal krabbeln.

Wenn Sie sich ausreichend aufgewärmt, mobilisiert und vorbereitet haben, krabbeln Sie am besten einfach drauf los und arbeiten sich zu den fortgeschrittenen Übungen vor. Am Ende dieses Buches finden Sie zwei Sechs-Wochen-Trainingsprogramme, die ich für Sie erstellt habe. Die können Ihnen auch als Orientierung für Ihr selbst zusammengestelltes Trainingsprogramm dienen. Die Krabbel-Übungen tragen Namen, weil es das für Sie vereinfacht, den Überblick zu bewahren. Die Namen sind englisch, weil viele aus der Welt des Tanzes kommen und dort die gemeinsame Sprache Englisch ist. Damit bleibt mir nur noch, Ihnen ein erfolgreiches Krabbel-Workout zu wünschen!

Aufwärmen und Mobilisieren

Vor jedem Krabbel-Workout sollten Sie sich aufwärmen und die Wirbelsäule und Gelenke mobilisieren. Sie werden sehen, wenn Sie den Ablauf einmal kennen, dauert das nur etwa zehn Minuten, aber dafür holen Sie für sich das Beste aus dem Workout heraus und vermeiden unnötige Schmerzen. Besonders wichtig ist, dass Sie die Hände und Arme und bei fortgeschritteneren Variationen auch die Sprunggelenke ausreichend vorbereiten, da Sie diese mehr als sonst beanspruchen werden. Da wir beim Krabbeln aber mit der ganzen Muskulatur arbeiten, zeige ich Ihnen natürlich Übungen, die Ihren ganzen Körper aktivieren. Zum Abschluss der Krabbel-Übungen zeige ich Ihnen zusätzlich noch Dehnungs- und Entspannungsübungen, die Sie nach jedem Workout durchführen sollten.

1. Aufwärmen der Handgelenke

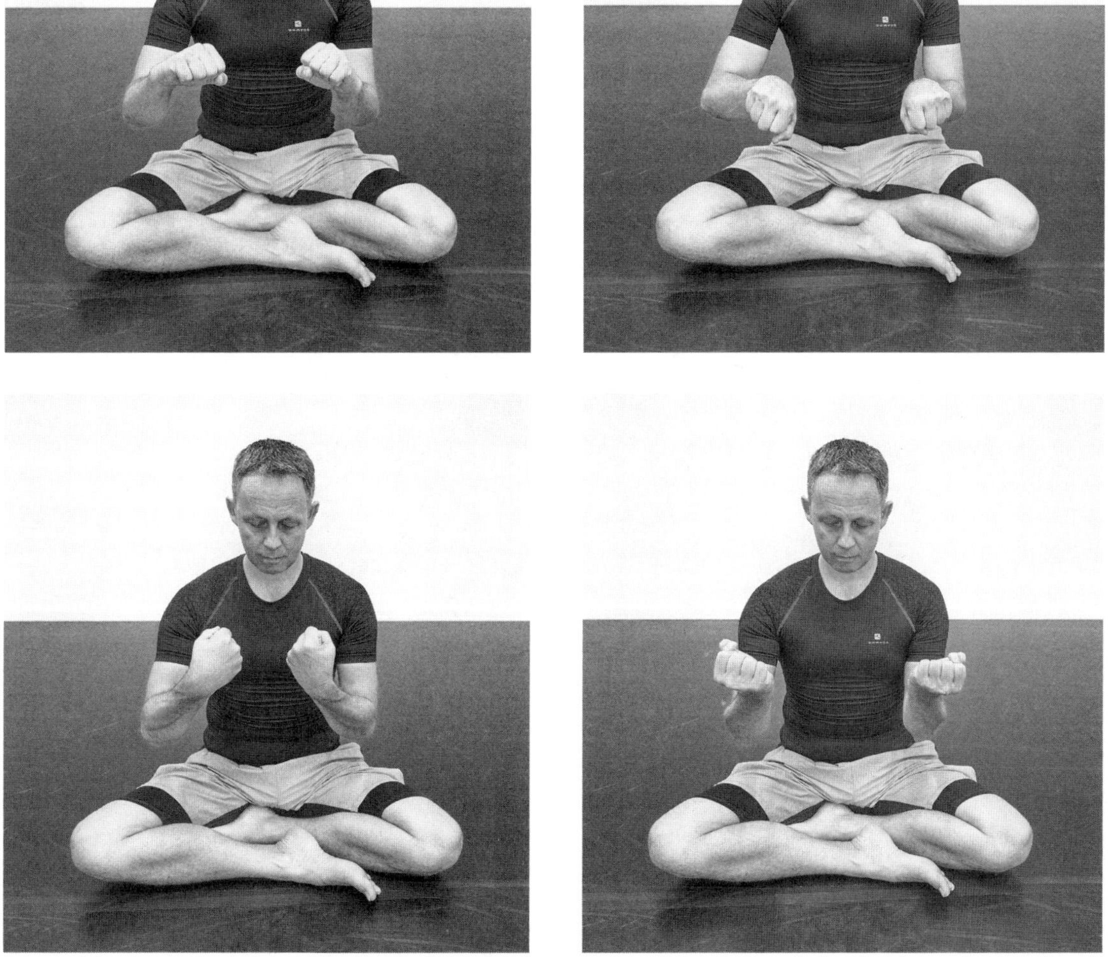

Kreisen Sie Ihre Handgelenke zehn Mal in jede Richtung. Um die Muskulatur richtig vorzubereiten, führen Sie das Kreisen nicht als Lockerung aus, sondern langsam und mit viel Muskelspannung in den Fingern und dem Handgelenk.

2. Dehnung der Schulterpartie

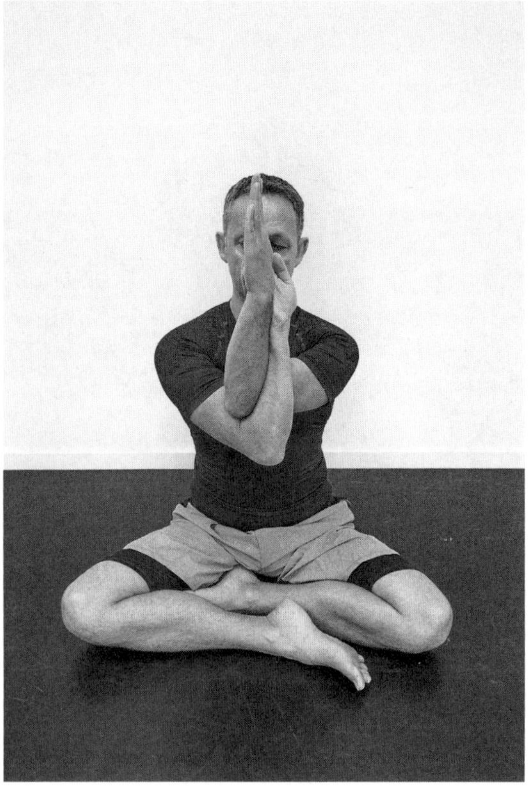

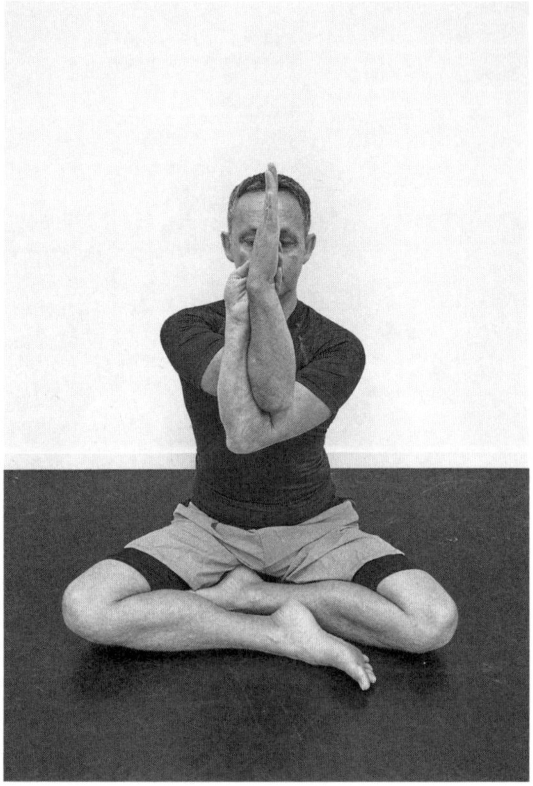

Kreuzen Sie Ihre Arme auf Brusthöhe, legen Sie die Ellbogen übereinander und die Finger der unteren Hand auf die Handfläche der oberen. Halten Sie diese Dehnung auf jeder Seite für etwa zwanzig Sekunden.

3. Dehnung der Oberarmmuskulatur

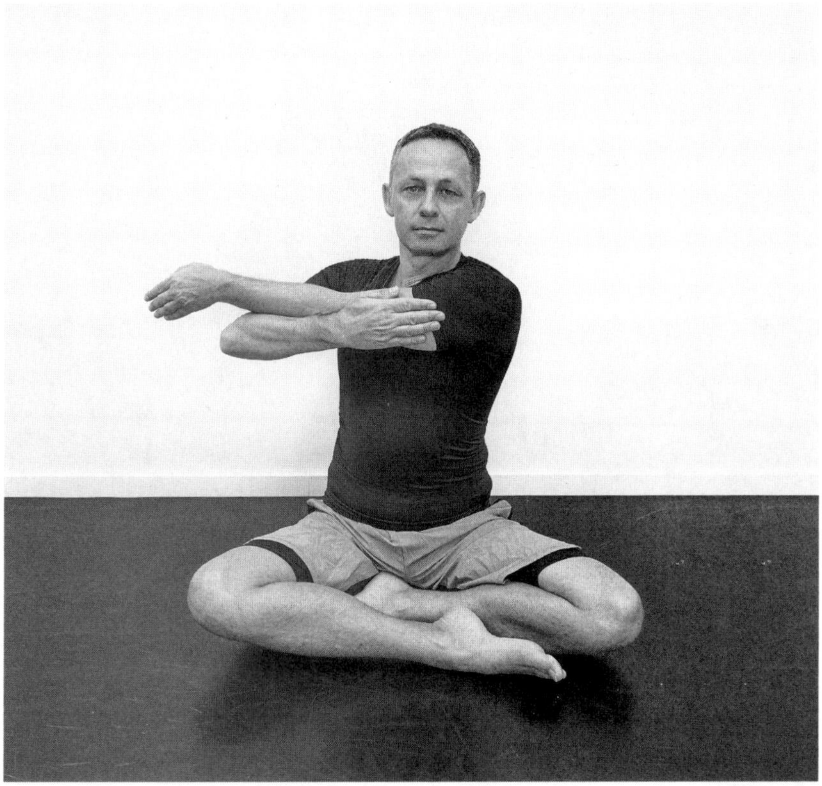

Strecken Sie zunächst den einen Arm vor dem Oberkörper zur anderen Seite und verstärken Sie mit der zweiten Hand die Dehnung. Halten Sie diese Position für etwa zwanzig Sekunden. Dann wiederholen Sie die Übung mit dem anderen Arm.

4. Vorbereiten der Wirbelsäule

(1)

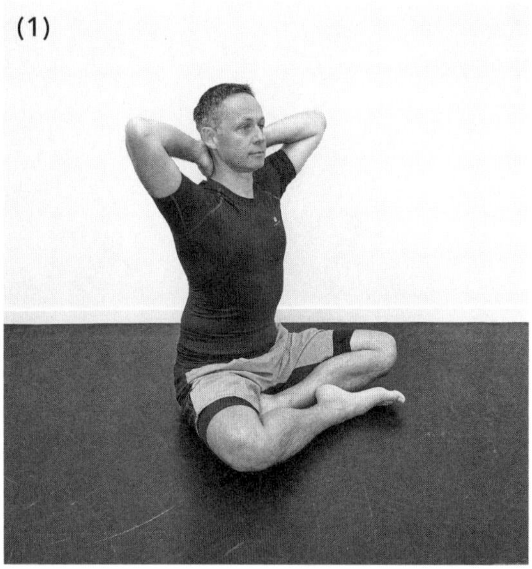

(2)

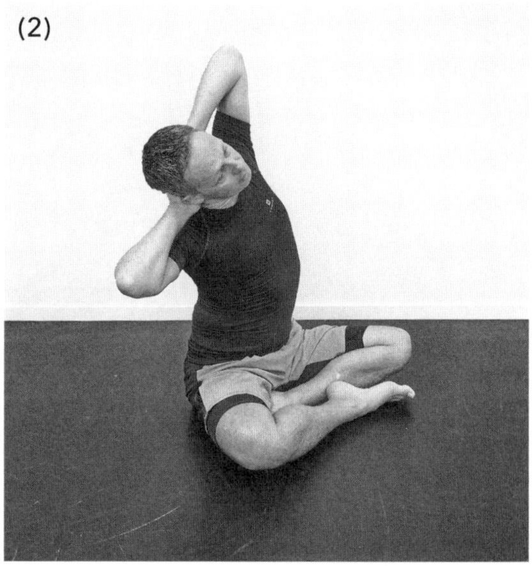

(3)

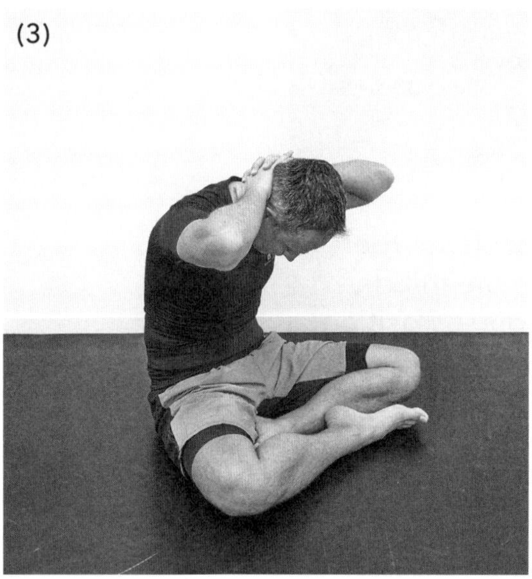

(4)

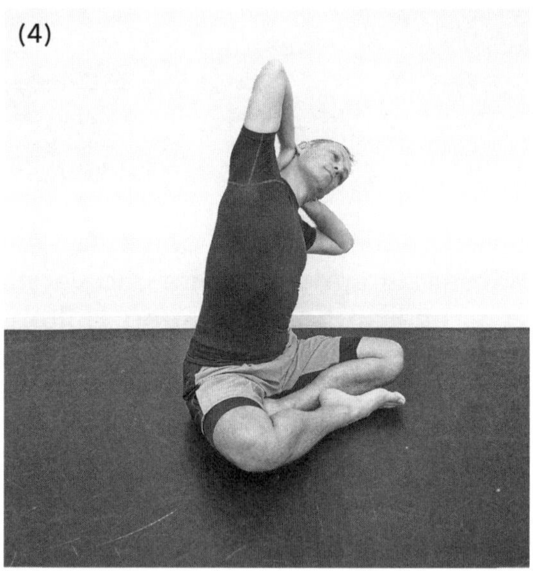

(5)

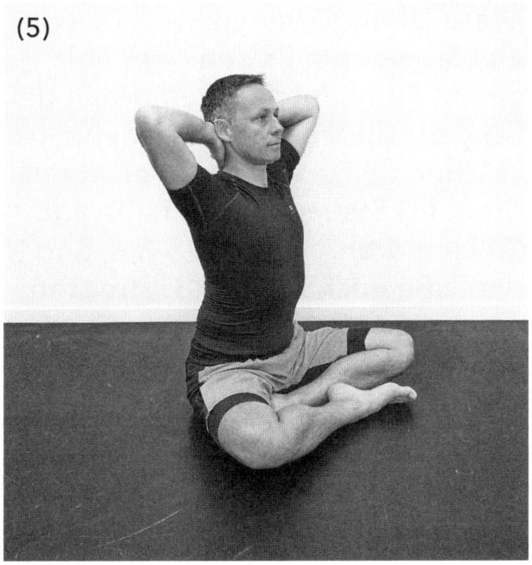

(1) Verschränken Sie die Hände im Nacken, richten Sie die Wirbelsäule ganz auf und spannen Sie die Bauchmuskulatur leicht an. (2–5) Neigen Sie den Oberkörper nach rechts, führen Sie ihn dann nach vorne, weiter zur linken Seite und wieder zurück in die Ausgangsstellung. Sie vollführen einen ganzen Kreis mit dem Oberkörper.

5. Aufwärmen der Sprunggelenke im Sitzen

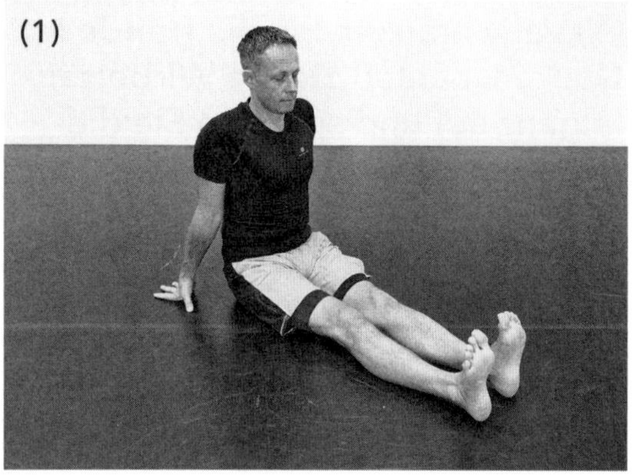

(1)

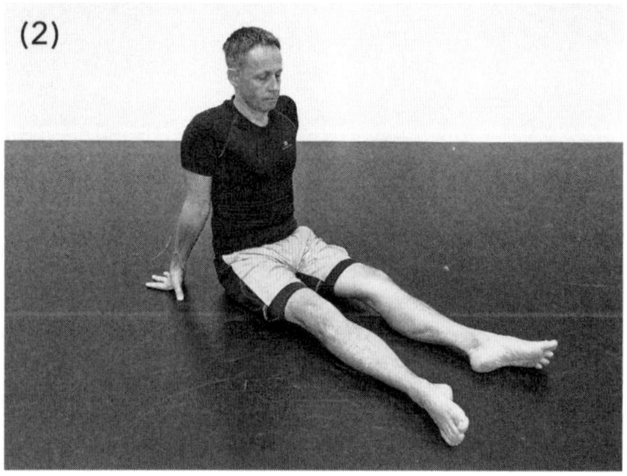

(2)

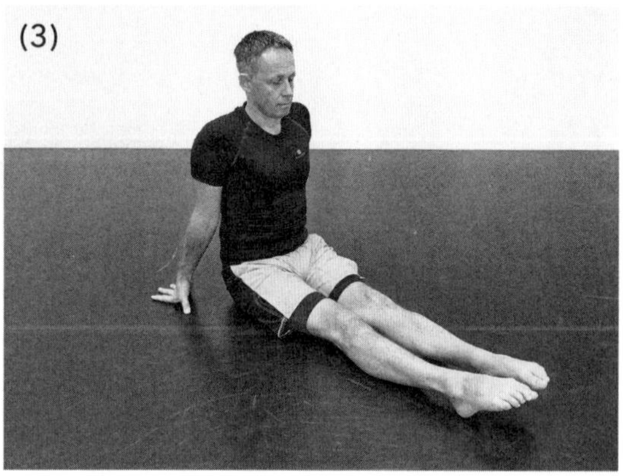

(3)

Diese Übung können Sie entweder im Langsitz am Boden oder auf einem Stuhl durchführen, wenn der Langsitz für Sie nicht angenehm ist. Zeichnen Sie mit den Zehen einen Kreis. (1) Stellen Sie die Füße auf. (2) Nun drehen Sie die Beine und die Füße nach außen, (3) strecken dann die Füße und drehen sie wieder nach innen. Machen Sie zehn Kreise und drehen Sie dann die Richtung um.

6. Vorbereitung der Sprunggelenke und der Unterschenkel

(1)

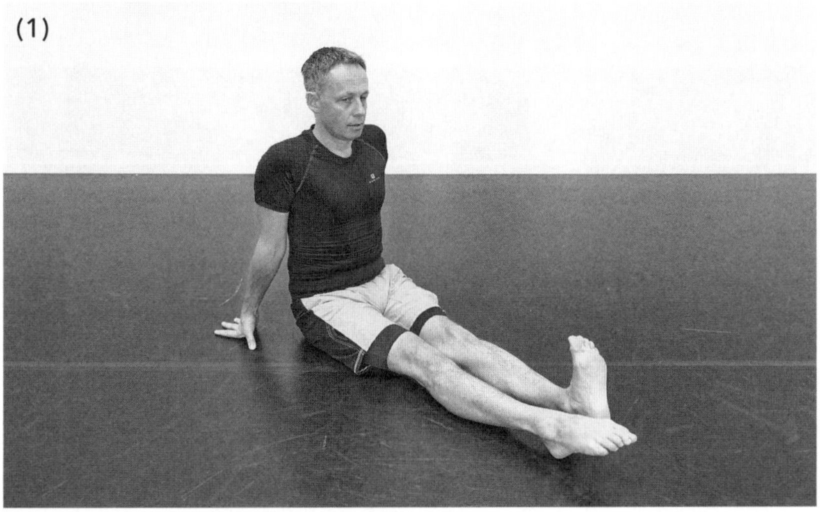

(2)

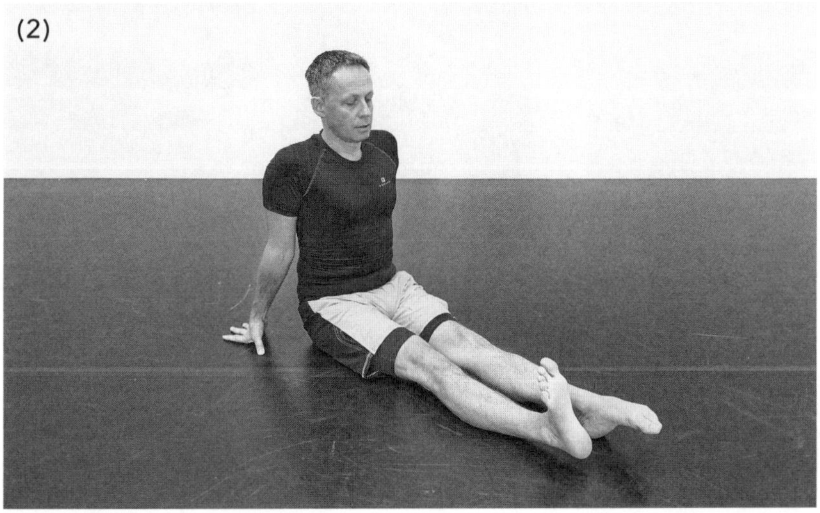

(1-2) In derselben Position wie beim Aufwärmen der Sprunggelenke strecken Sie nun abwechselnd einen Fuß und ziehen gleichzeitig den anderen an. Machen Sie zwanzig Wechsel.

7. Mobilisieren der Hüftgelenke und der Lendenwirbelsäule

(1)

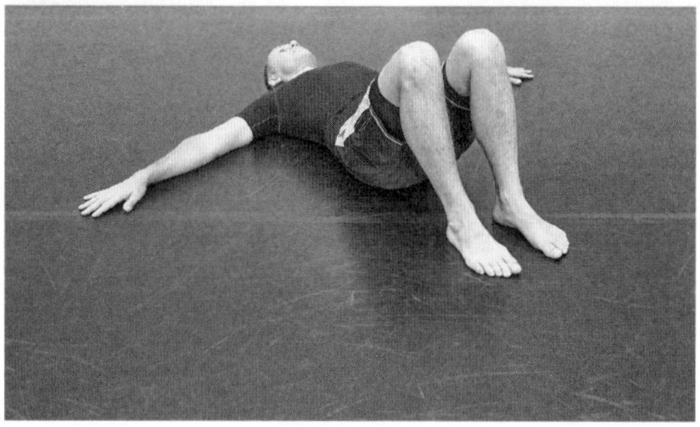

(2)

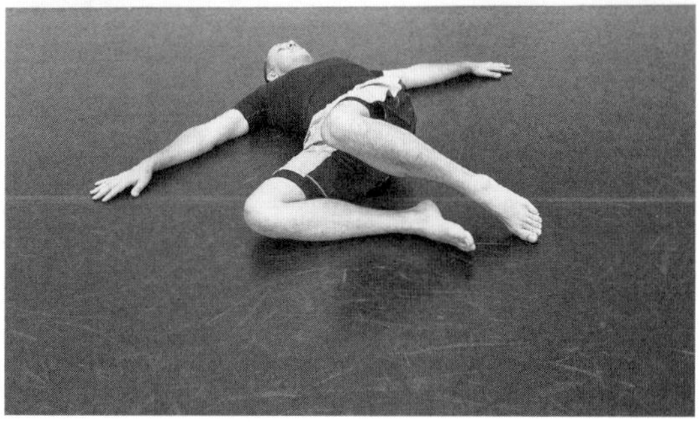

(3)

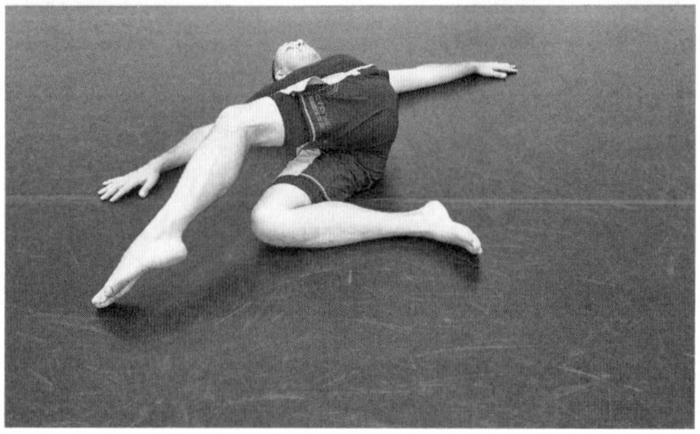

(4)

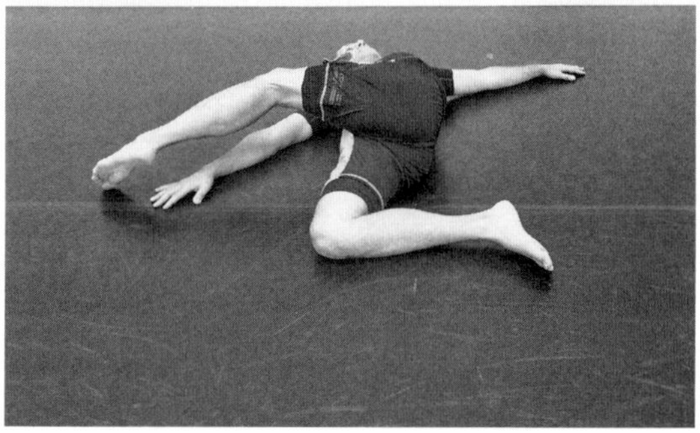

(5)

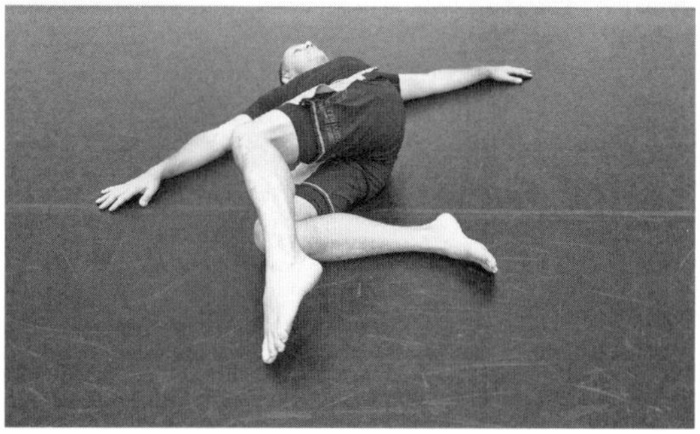

(6)

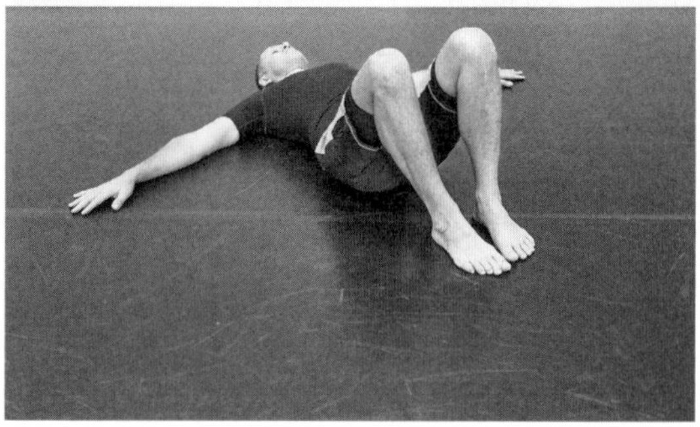

(1) Legen Sie sich auf den Rücken, die Arme liegen seitlich auf Schulterhöhe ausgestreckt, die Knie sind gebeugt, die Füße stehen am Boden. (2) Nun lassen Sie das Gewicht der Knie auf eine Seite fallen. (3) Das untere Bein bleibt angewinkelt liegen, das obere führen Sie mit Schwung auf den Zehenspitzen über den Boden hinauf (4) bis zur gegenüberliegenden, ausgestreckten Hand. (5-6) Dann führen Sie die Beine in umgekehrter Reihenfolge zurück in die Ausgangsstellung. Machen Sie auf jeder Seite zehn Wiederholungen.

8. Aufwärmen der Sprunggelenke in der Hocke

(1)

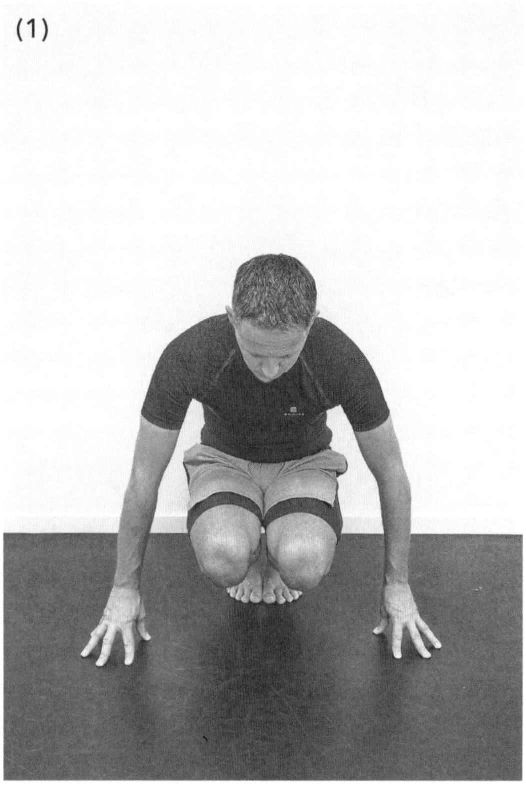

(2)

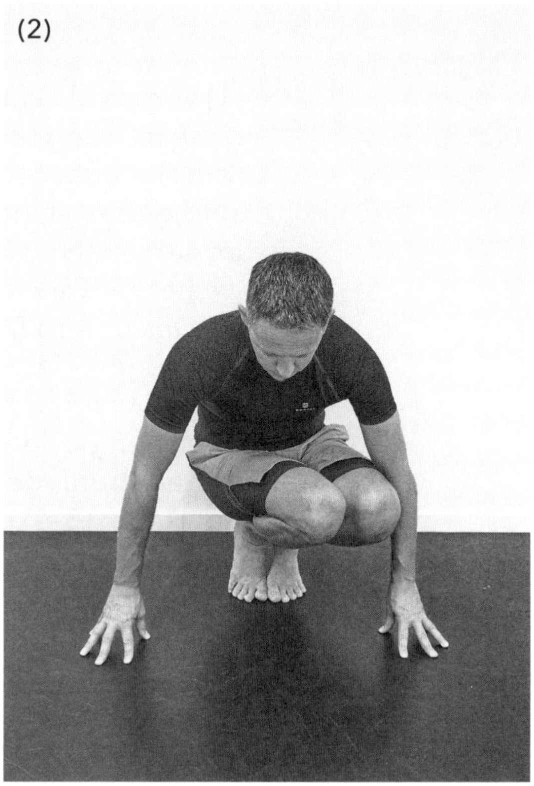

(1) Gehen Sie in die Hocke, beugen Sie den Oberkörper nach vorne und stützen Sie sich mit den Händen ab. (2-4) Nun beschreiben Sie einen Kreis mit Ihren Knien, indem Sie diese auf die Seite und dann in einer kreisförmigen Bewegung nach oben, dann zur anderen Seite und zurück in die Ausgangsstellung bringen. Ihre Sprunggelenke kreisen dabei von alleine mit. Wechseln Sie nach etwa sechs Kreisen die Richtung.

(3)

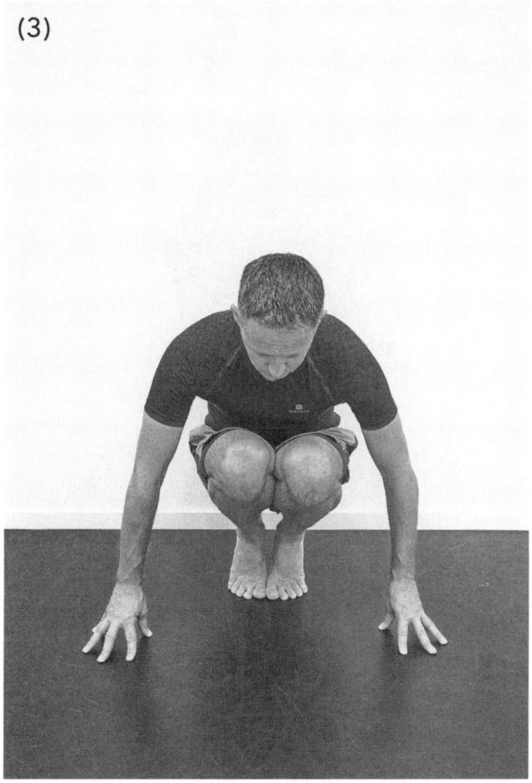

(4)

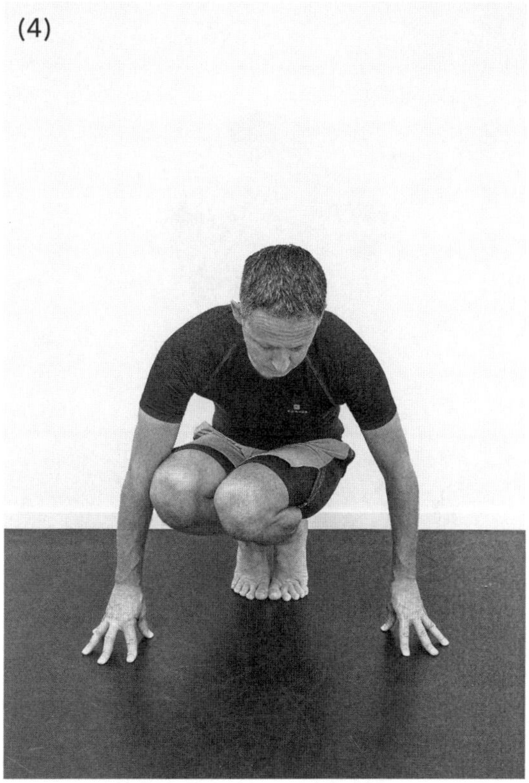

9. Aufwärmen und Mobilisieren der Knie

(1)

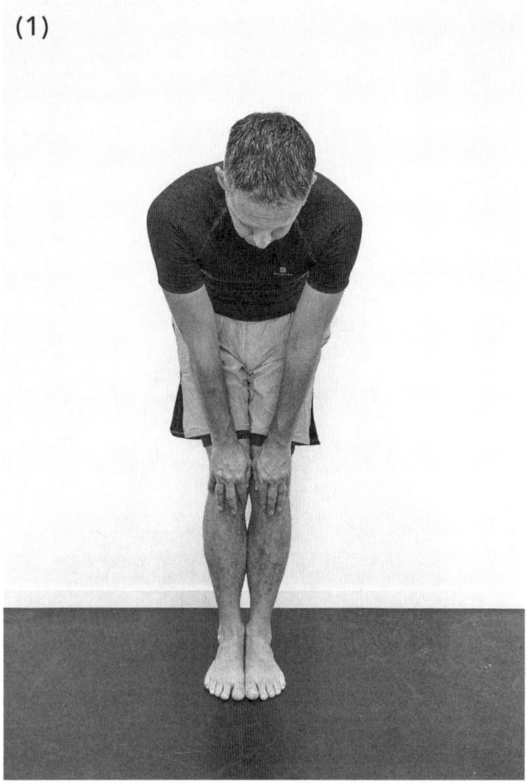

(2)

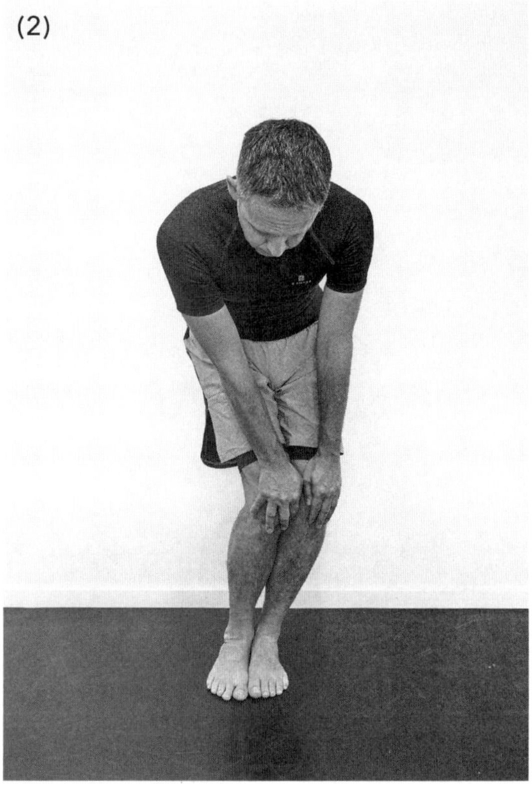

(1) Beugen Sie Ihre Knie und legen Sie Ihre Hände darauf. Führen Sie nun eine kreisende Bewegung in den Knien aus, (2) indem Sie die Knie zunächst auf eine Seite bringen, (3) sie dann ein wenig beugen, (4) sie auf die andere Seite führen und wieder zurück in die Ausgangsstellung kommen. Wechseln Sie nach etwa sechs Wiederholungen die Richtung.

(3)

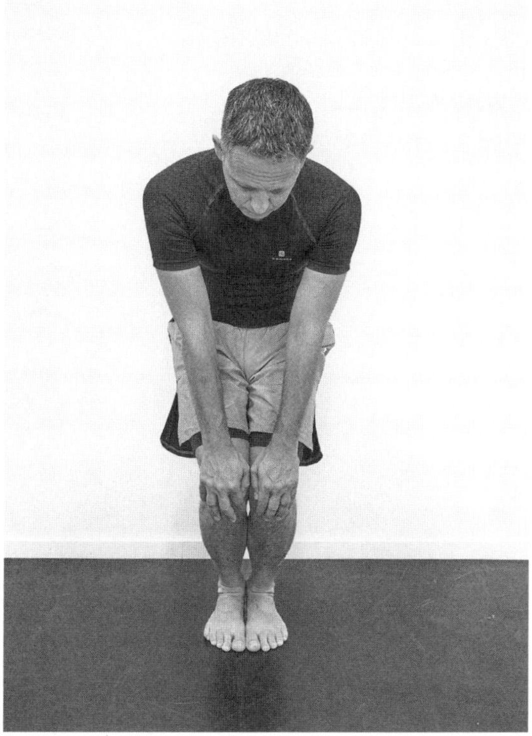

(4)

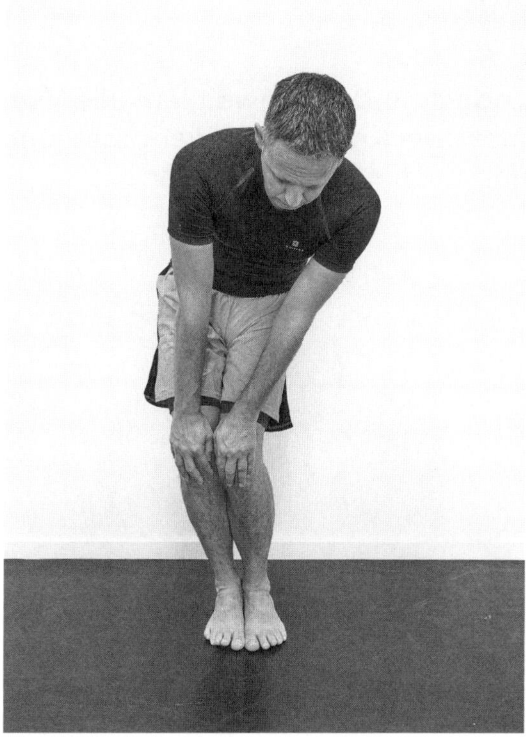

Ausgangsstellung

Endlich sind Sie soweit, auf alle Viere zu wechseln. Es gibt zwei Krabbel-Ausgangsstellungen, die einfache und die für Fortgeschrittene.

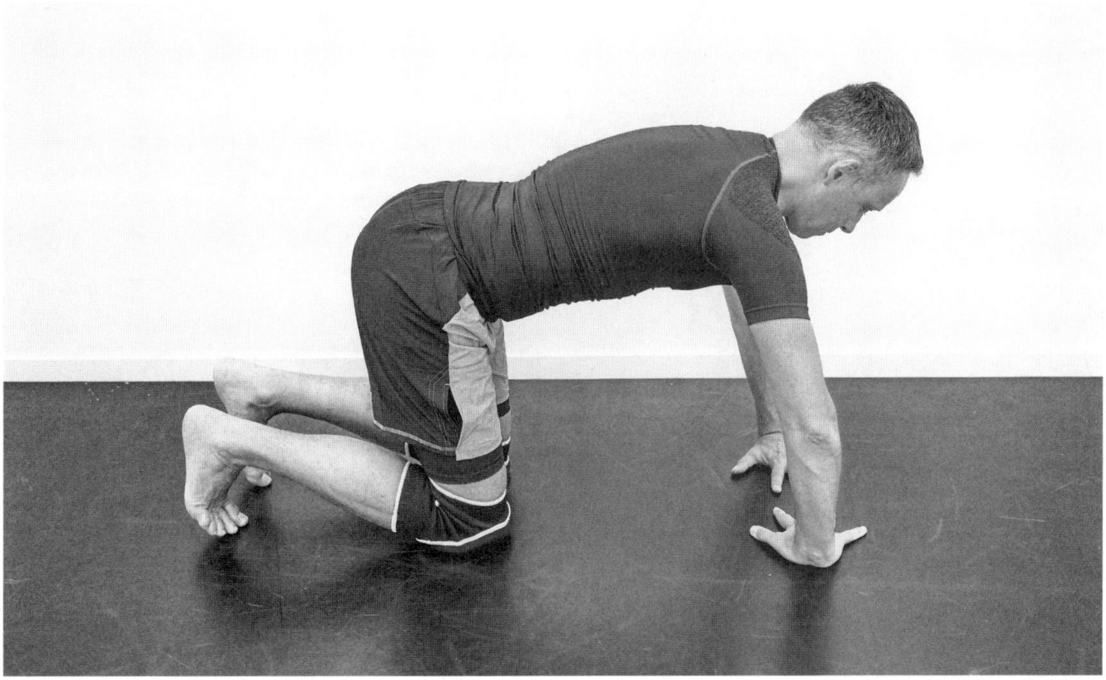

Die einfache Ausgangsstellung. Die Knie sind hüftbreit am Boden, Sie tragen idealerweise Knieschoner. Wählen Sie eine Ihnen angenehme Handposition, beachten Sie dabei die Beugung der Ellbogen. Halten Sie Ihre Wirbelsäule in ihrer natürlichen Krümmung. Unterstützen Sie die Lordose Ihrer Lendenwirbelsäule, indem Sie Ihre Bauchmuskulatur anspannen und dabei das Schambein ein wenig zum Bauchnabel ziehen. Die Gesäßmuskulatur ist dabei automatisch angespannt. Die Brustwirbelsäule ist ihrer natürlichen Kyphose entsprechend leicht nach oben gewölbt. Wenn Ihre Schulterblätter nicht vorstehen, sondern am Rücken anliegen, machen Sie es richtig. Die Halswirbelsäule ist in ihrer natürlichen Verlängerung zur Brustwirbelsäule, der Blick leicht diagonal nach vorne zum Boden gerichtet. Nun können Sie abgesehen vom Unterarmstütz in jeder Handposition die Brustmuskulatur aktivieren, indem Sie die Ellbogen noch ein wenig weiter beugen beziehungsweise nach außen ziehen. Stellen Sie die Füße auf, damit aktivieren Sie die gesamte Fuß- und Beinmuskulatur.

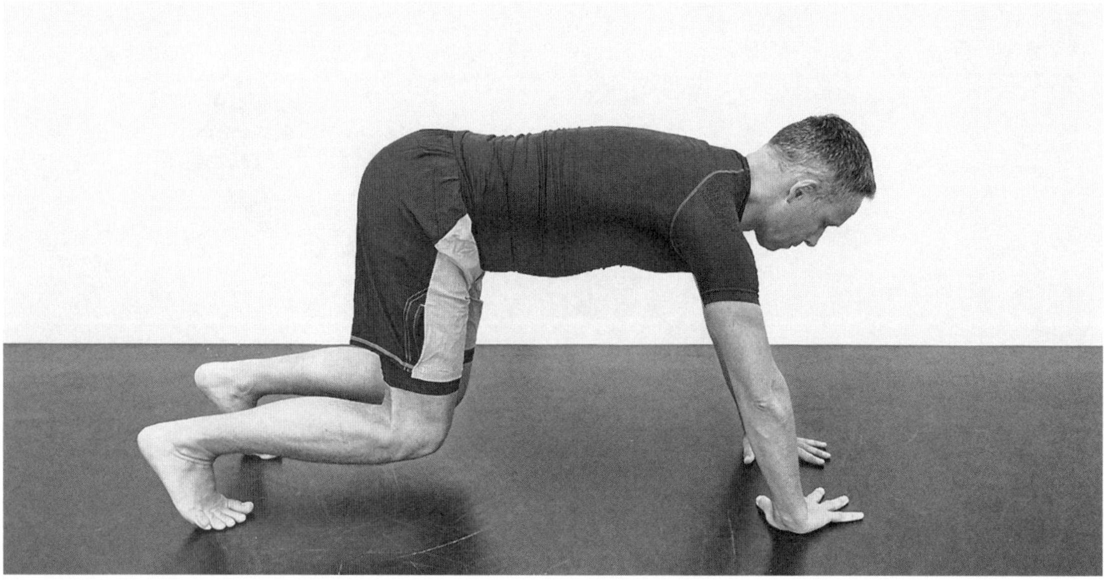

Die fortgeschrittene Ausgangsstellung. Die Knie berühren nicht den Boden. Auf diese Weise arbeiten die Beine mehr und die Oberschenkelmuskulatur und die Armmuskulatur sind stärker gefordert. Diese Position ist auch für Personen mit Knieproblemen geeignet, da der Druck auf die Knie geringer ist. Die Haltung des Oberkörpers ist dabei die gleiche wie in der einfachen Ausgangsstellung. Achten Sie auf die Anspannung der Lendenwirbelsäule, angelegte Schulterblätter, eine gestreckte Halswirbelsäule und auf Ihre Handposition. Die meisten Übungen, die ich Ihnen zeige, können Sie auch mit abgehobenen Knien durchführen und damit den Effekt erheblich steigern.

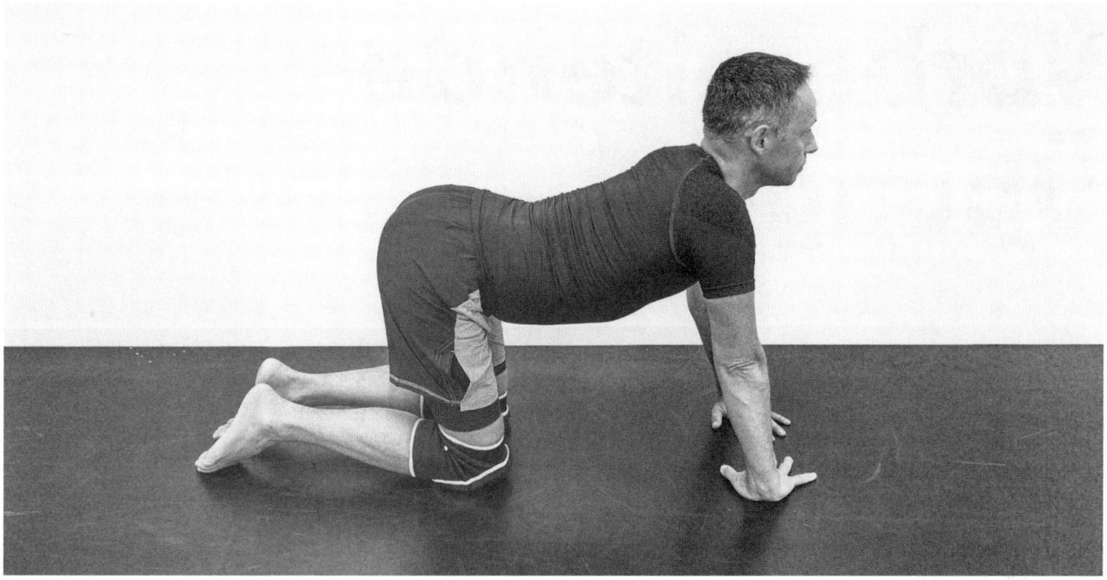

Falsche Krabbelstellung. So sollten Sie es nicht machen. Die Wirbelsäule hängt passiv nach unten. Die Bauchmuskulatur ist nicht angespannt. Die Ellbogen sind nicht gestreckt, und die Hände liegen flach auf. Die Schulterblätter stehen hervor. Der Kopf ist zu hoch und der Blick nach vorne. Die Füße sind nicht aufgestellt.

Checkliste richtige Krabbelhaltung

Vor allem zu Beginn Ihres Krabbel-Workouts sollten Sie Ihre Haltung immer wieder in einem Spiegel kontrollieren oder sich von jemandem helfen lassen. Wenn Sie während des Krabbelns unsicher sind, ob Ihre Haltung noch stimmt, kontrollieren Sie, ob Ihr ganzer Körper angespannt ist, also das Schambein angezogen, die Schulterblätter angelegt, die Ellbogen gebeugt, die Halswirbelsäule in der natürlichen Verlängerung der Brustwirbelsäule und die Füße in der einfachen Ausgangsstellung aufgestellt. Kein Körperteil soll durchhängen. Sollten Sie Schmerzen in den Händen verspüren, kontrollieren Sie, ob Sie die Höhlenposition noch einhalten und Ihre Ellbogen gebeugt sind. Wenn die Schmerzen anhalten, wechseln Sie in eine für Ihre Handgelenke angenehmere Position.

Vorbereitende Übungen

Für Ihren Körper sind die Bewegungen beim Krabbeln eine Umstellung. Den ganzen Tag laufen Sie auf zwei Beinen herum oder sitzen, diese Bewegungsabläufe kennt er gut. Mit den vorbereitenden Übungen gewöhnen Sie Ihren Bewegungsapparat allmählich an Bewegungsabläufe auf allen Vieren und kräftigen die Muskeln und verbessern ihr Zusammenspiel, das Sie beim Krabbeln brauchen. Als Anfänger machen Sie diese Übungen bitte vor jeder Krabbel-Einheit. Aber auch wenn Sie schon ein fortgeschrittener Krabbler sind, führen Sie bitte immer eine Auswahl dieser Übungen aus, damit sich Ihr Körper besser auf die herausfordernden Übungen einstellen kann.

1. Cross Pull

Training der diagonalen Bauchmuskulatur

Ausrüstung: Knieschoner

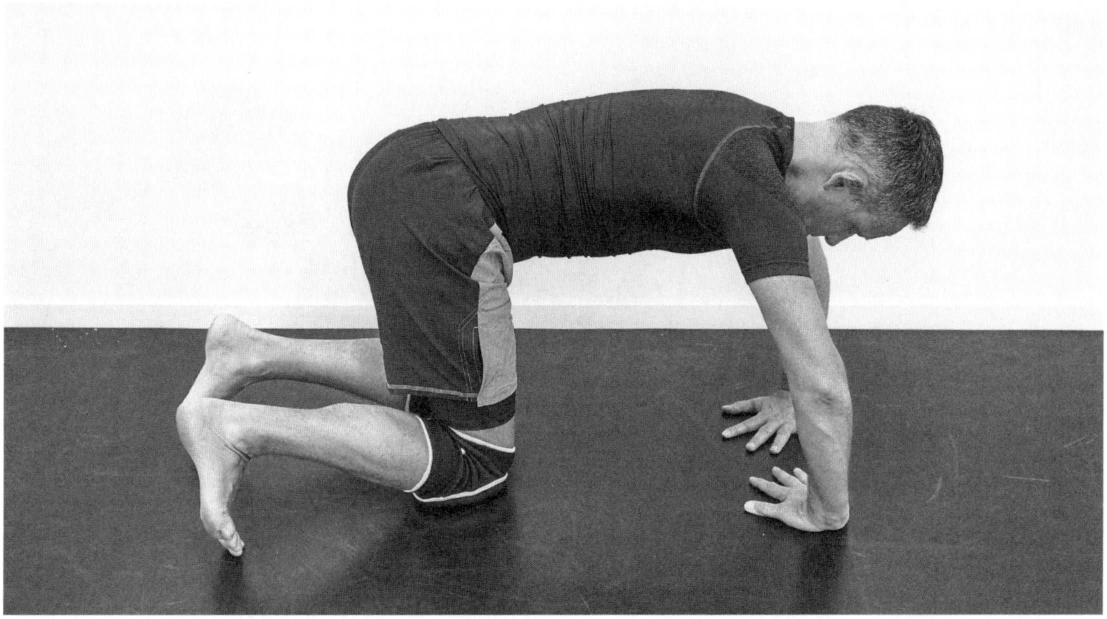

Ausgangsstellung: Ausgehend von der einfachen Ausgangsstellung drehen Sie beide Arme noch mehr ein, sodass die Finger in Richtung des gegenüberliegenden Knies zeigen, die Ellbogen bleiben gebeugt.

Ziehen Sie nun die Hand zum gegenüberliegenden Knie und das Knie zur Hand. Halten Sie diese Position für etwa fünf Sekunden. Sie spüren nun, wie Ihre Bauchmuskulatur aktiv mitarbeitet. Lösen Sie die Position langsam wieder und wiederholen Sie die Übung mit der anderen Hand und dem anderen Knie.

Atmung

Atmen Sie aus, wenn Sie Hand und Knie zueinander führen, atmen Sie beim Zurückstellen ein.

Wiederholungen

Sechs bis acht pro Seite

2. Seesaw

Mobilisation der Hüftgelenke, Training der Brust- und Armmuskulatur

Ausrüstung: Knieschoner

(1)

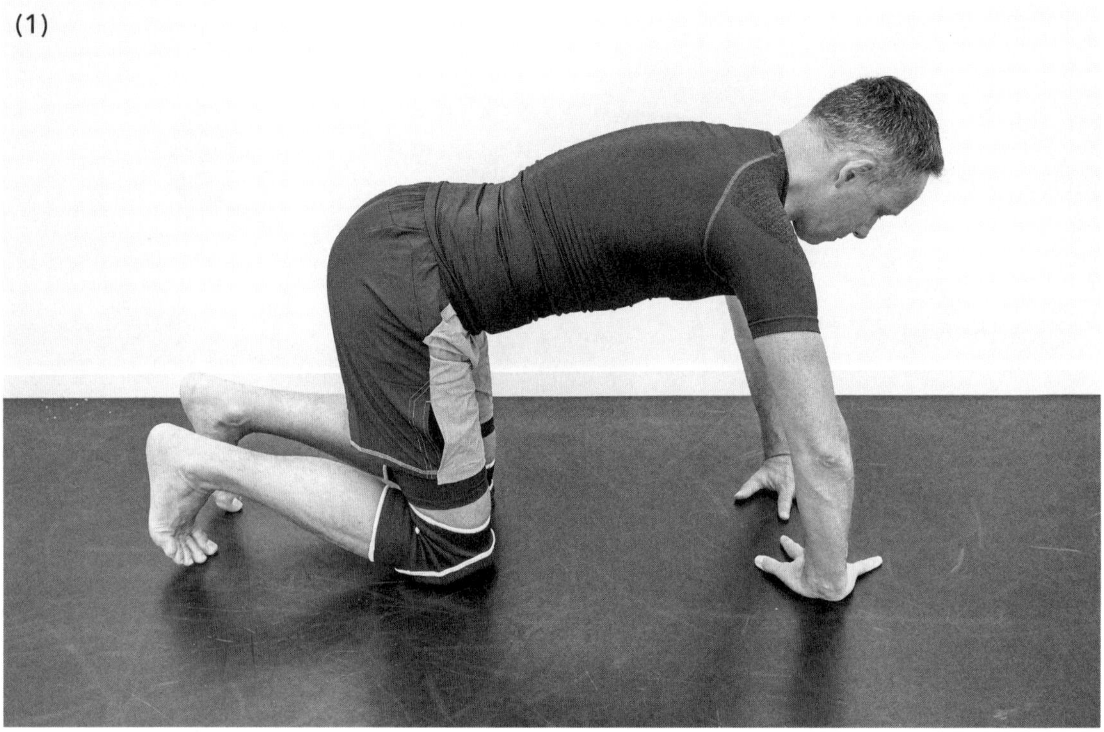

Ausgangsstellung: (1) Einfache

(2)

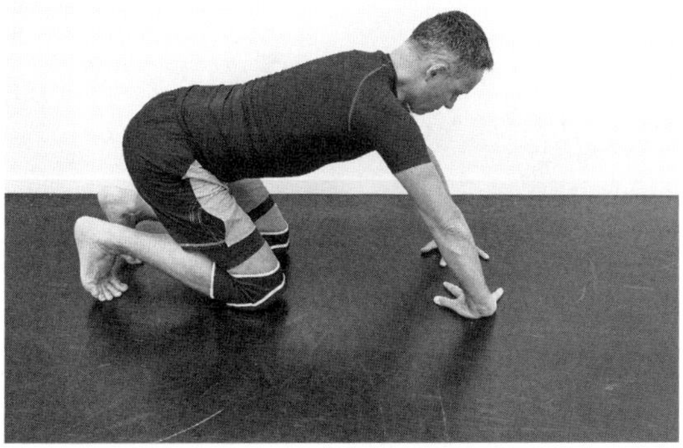

(3)

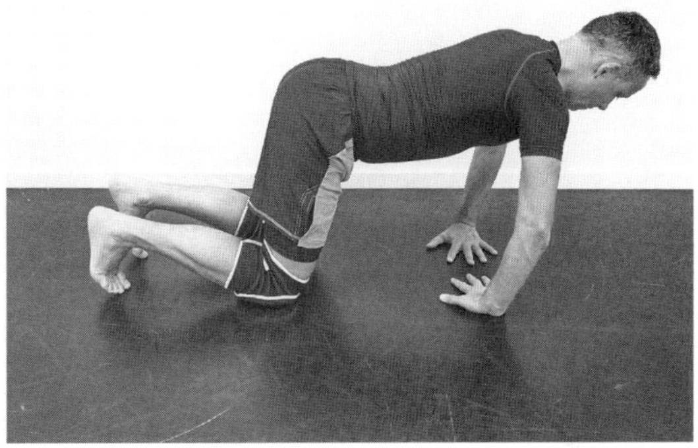

(2) Verlagern Sie das Gewicht nach hinten und schieben Sie das Becken in Richtung Füße. Halten Sie Ihre Hände angespannt, als würden Sie sie zueinander ziehen, ohne sie aber aktiv zu bewegen. (3) Ziehen Sie sich anschließend mit beiden Armen nach vorne, sodass Sie Ihr Gewicht auf die Arme verlagern. Halten Sie die ganze Zeit über die Spannung in Ihren Händen und dem restlichen Körper aufrecht.

Atmung

Atmen Sie beim Zurückschieben aus und beim Vorschieben ein.

Wiederholungen

Zehn

3. Drumming

Schultergürtel und Brustmuskulatur

Ausrüstung: Knieschoner

(1)

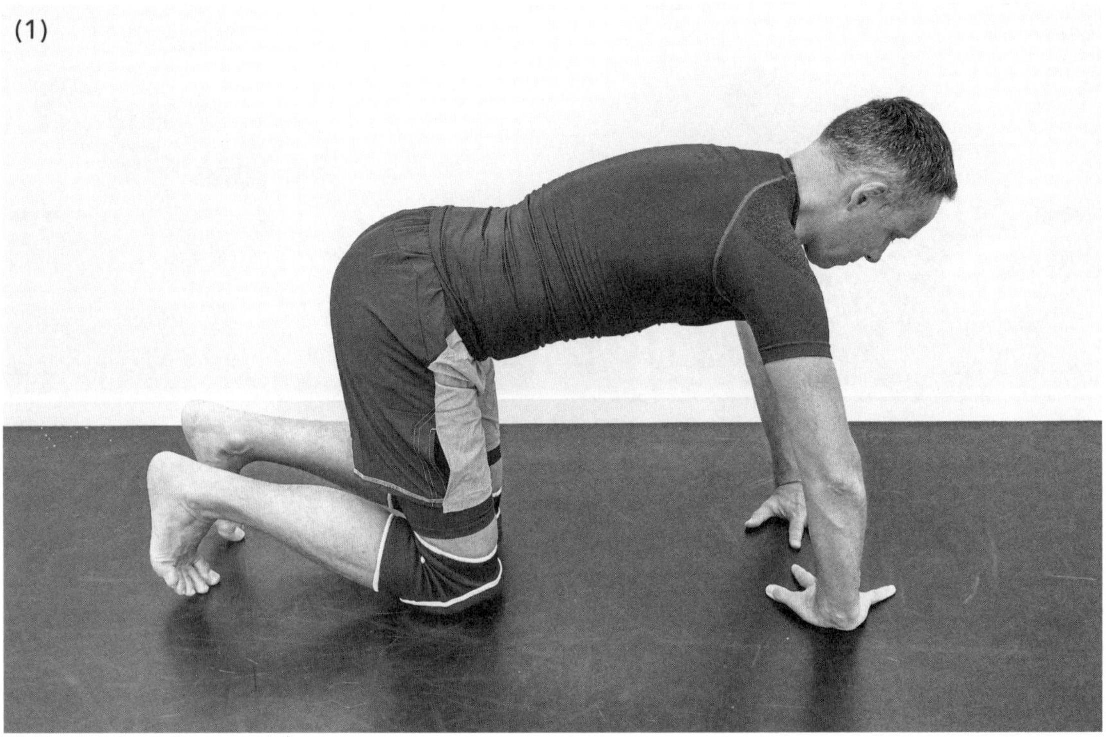

Ausgangsstellung: (1) Einfache

(2)

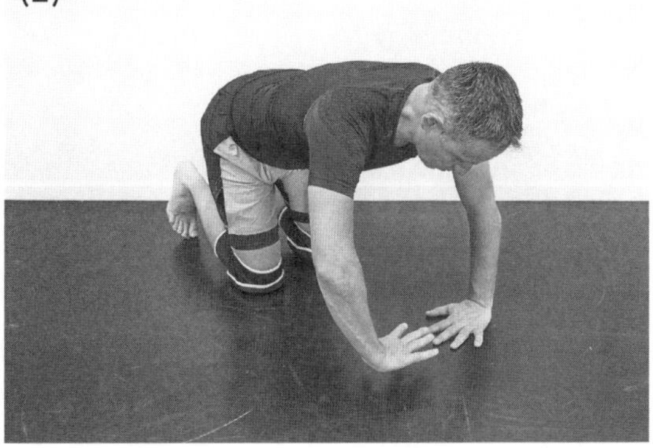

(3)

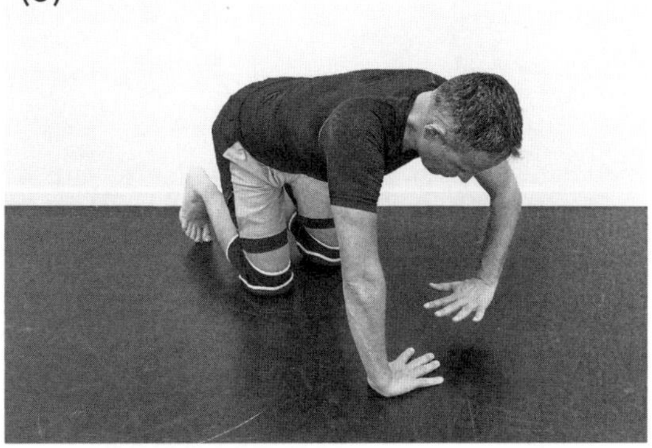

(2-3) Heben Sie die Arme abwechselnd ein paar Zentimeter hoch, ohne die Ausgangsstellung zu verändern. Erhöhen Sie die Geschwindigkeit, ohne die Muskelaktivität im Körper zu verändern.

Hinweis: *Achten Sie insbesondere auf die Aktivität der Bauchmuskulatur während der ganzen Übung.*

Atmung

Tiefes Ein- und Ausatmen

Wiederholungen

Zehn Sekunden lang schneller Wechsel

Empfehlung

Ich empfehle Ihnen, diese Übung in den ersten Trainingswochen in Ihr Aufwärmprogramm aufzunehmen. Sie stärkt Ihre Brust- und Oberarmmuskulatur und macht Ihren Oberkörper fit für ein ausgiebigeres Krabbel-Workout.

4. Low Screwdriver

Mobilisation der Wirbelsäule, Stimulation der Nerven an der Wirbelsäule und Verbesserung der Versorgung aller Muskeln

Ausrüstung: Knieschoner

(1)

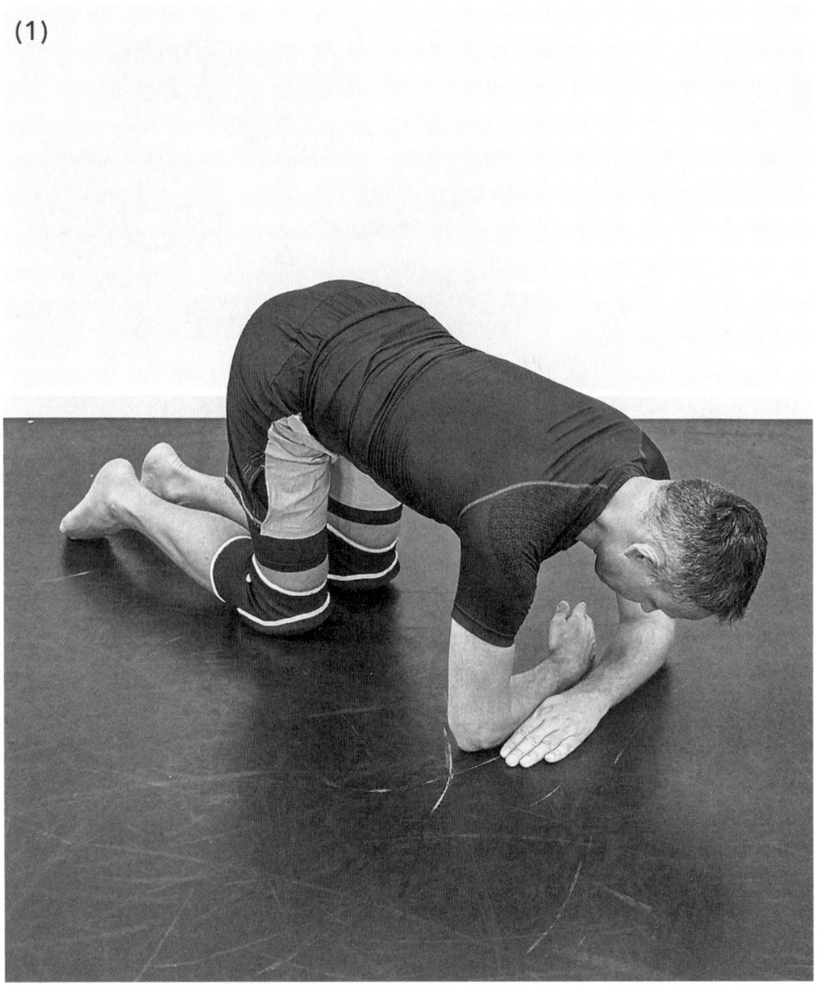

Ausgangsstellung: (1) Unterarmstütz mit den Unterarmen quer zu den Ellbogen und gestreckten Füßen.

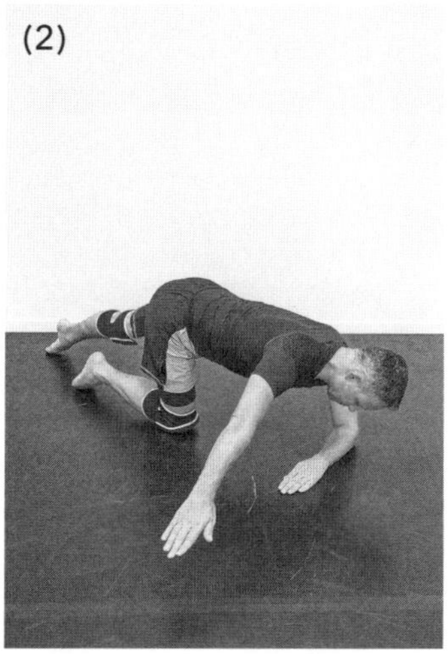

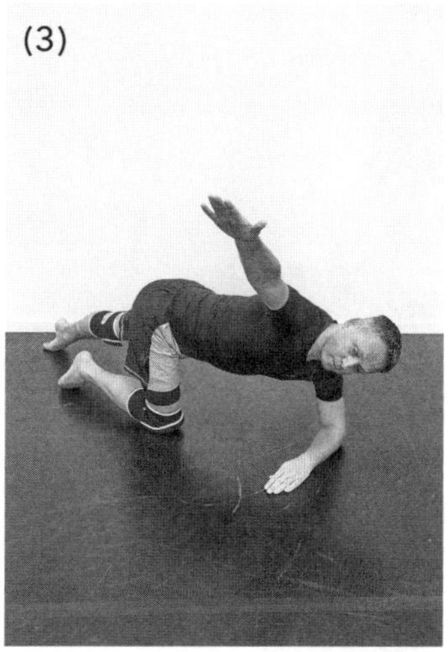

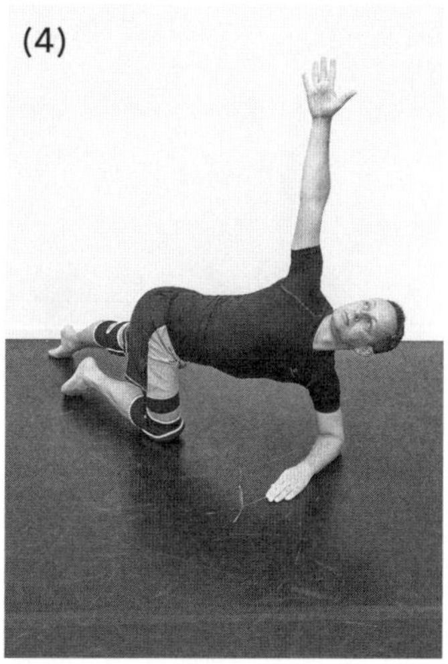

(2) Strecken Sie das linke Bein gerade nach hinten und den rechten Arm zur Seite. (3-4) Führen Sie den Arm nach oben, bis Sie ein angenehmes Ziehen entlang der Wirbelsäule spüren. Es kommt zu einer Verschraubung der ganzen Wirbelsäule. Führen Sie den Arm und das Bein wieder zurück in die Ausgangsstellung. Wiederholen Sie die Übung auf der jeweils anderen Seite.

***Hinweis**: Halten Sie die Bauchmuskulatur immer aktiv.*

Atmung

Während der Streckung des Beines und des Armes atmen Sie langsam und tief ein. Beim Zurückstellen atmen Sie langsam und tief aus.

Wiederholungen

Sechs bis zehn pro Seite

Variation

High Screwdriver (Seite 68-69)

5. High Screwdriver

Mobilisation der Wirbelsäule, Stimulation der Nerven an der Wirbelsäule und daraus Verbesserung der Versorgung aller Muskeln, Variation des Low Screwdrivers mit weniger Belastung auf den Handgelenken

Ausrüstung: Keine

(1)

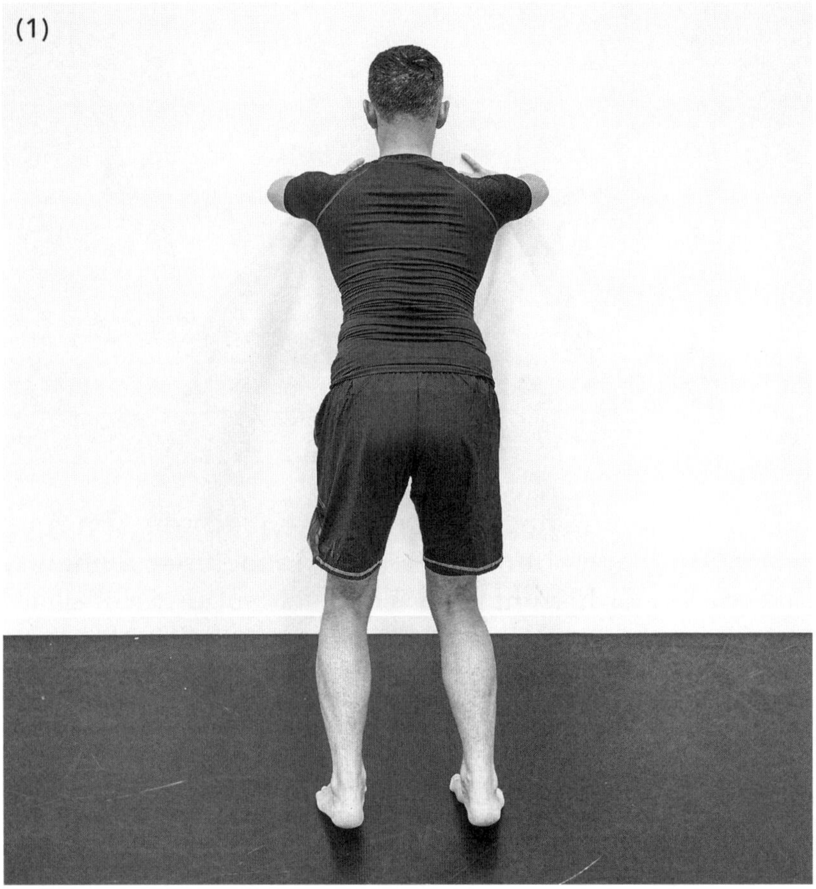

Ausgangsstellung: (1) Sie stehen vor einer Wand. Der Oberkörper ist vorgeneigt. Die Handposition ist die Basisposition, nur an die Wand gelehnt. Sie stehen mit den Füßen hüftbreit und einen großen Schritt von der Wand entfernt, die Fersen sind leicht angehoben, die Knie gebeugt, die Wirbelsäule ist gerade.

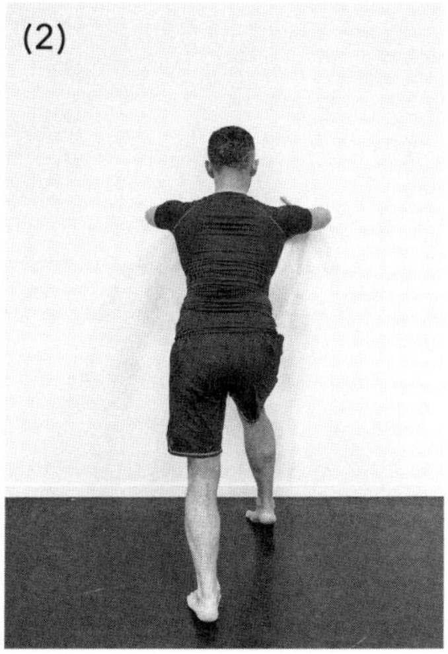

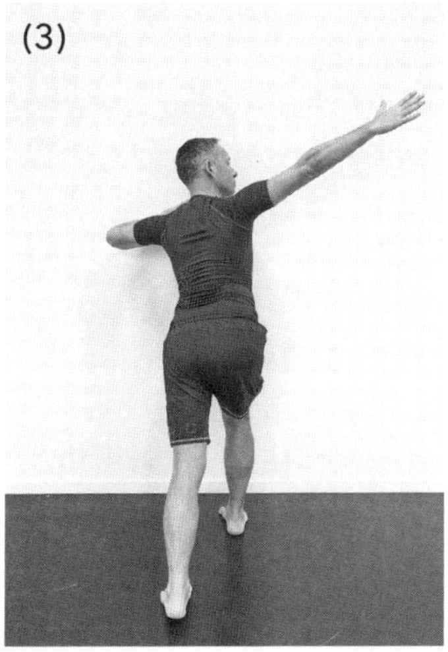

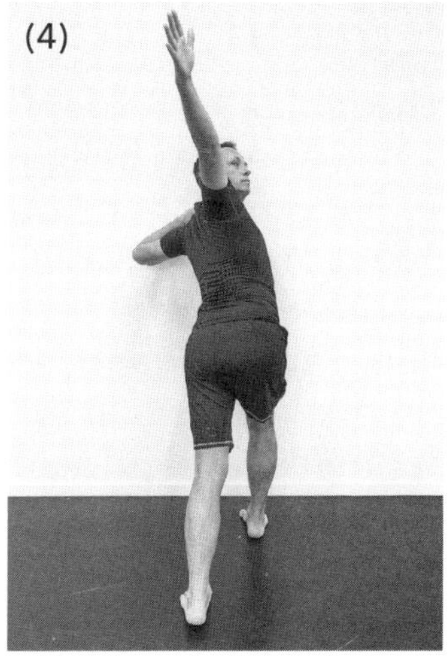

(2) Machen Sie mit dem rechten Bein einen Schritt nach vorne. (3) Strecken Sie nun den rechten Arm zur Seite und (4) führen Sie ihn nach hinten, sodass sich Ihr Oberkörper zur Seite dreht und die gesamte Wirbelsäule verschraubt ist. Drehen Sie sich nur so weit nach hinten, wie Sie Ihre Bauchmuskulatur aktiv halten können und Sie ein angenehmes Ziehen in der Wirbelsäule verspüren. Dann kehren Sie zur Ausgangsstellung zurück und führen die Übung auf der andern Seite aus.

***Hinweis**: Halten Sie die Bauchmuskulatur immer aktiv.*

Atmung

Während des Streckens des Armes atmen Sie langsam und tief ein. Beim Zurückkehren atmen Sie langsam und tief aus.

Wiederholungen

Sechs bis zehn pro Seite

Variation

Low Screwdriver (Seite 66-67)

Basis- und Aufbau-Übungen

Ich krabble fast jeden Tag für fünfzehn bis zwanzig Minuten, aber das heißt nicht, dass ich nur noch Übungen für Fortgeschrittene mache. Diese Basis- und Aufbau-Übungen sind sowohl für Anfänger als auch für fortgeschrittenere Krabbler geeignet. Wem die Übungen zu wenig anstrengend sind, kann sie variieren, indem er die Ausgangsstellung für Fortgeschrittene oder eine der herausfordernderen Handpositionen wählt.

1. Simple Crawl

Kontrolle, Kräftigung und Stabilisation der Rumpfmuskulatur

Ausrüstung: Knieschoner

(1)

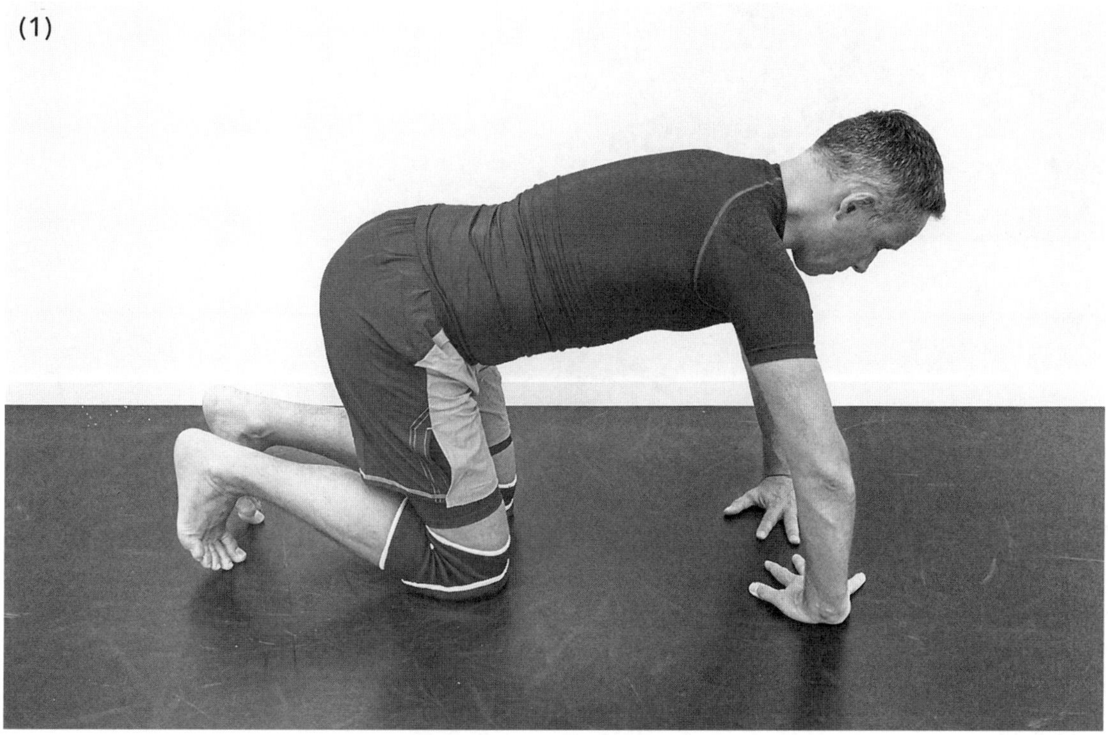

Ausgangsstellung: (1) Einfache

(2)

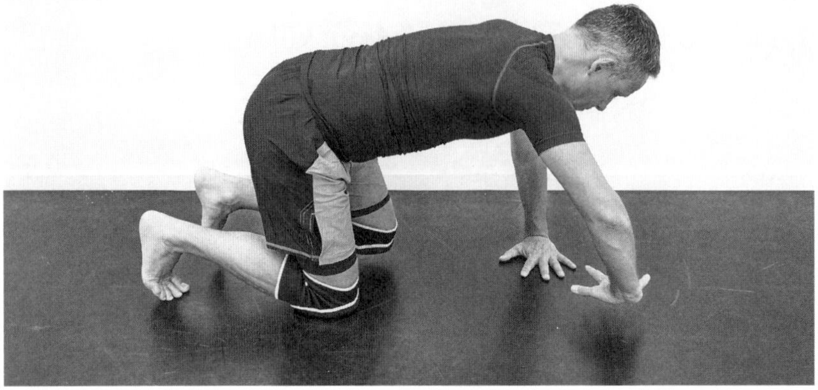

(3)

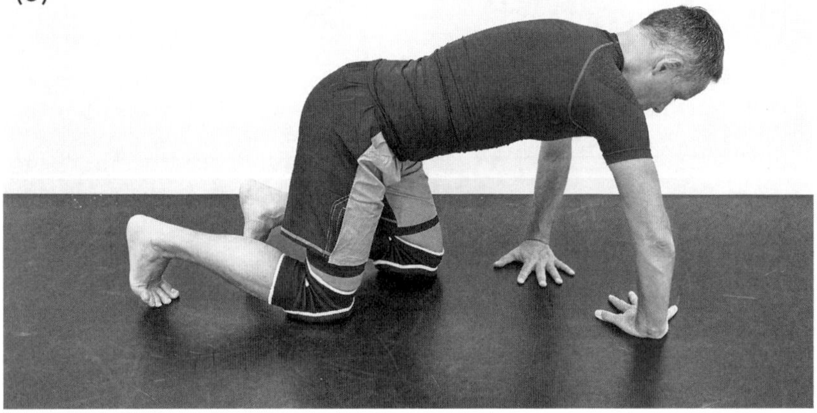

(4)

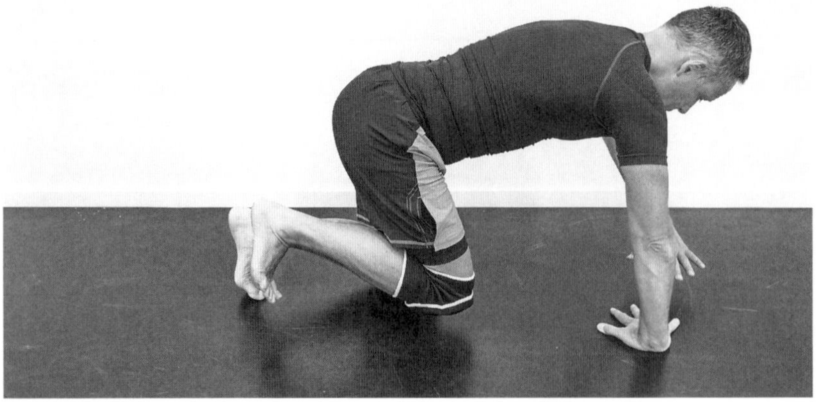

(2-4) Heben Sie den rechten Arm und das linke Knie gleichzeitig nur wenige Zentimeter hoch und machen Sie einen kleinen Schritt nach vorne. Bewegen Sie sich so langsam durch den Raum.

***Hinweis**: Halten Sie die Wirbelsäule in Ihrer natürlichen Krümmung wie in der Ausgangsstellung.*

Atmung

Atmen Sie beim Hochheben ein und beim Aufsetzen aus.

Wiederholungen

Krabbeln Sie für ein bis zwei Minuten

Empfehlung

Ich empfehle Ihnen, den Simple Crawl in den ersten beiden Krabbel-Trainingswochen in Ihr Aufwärmprogramm aufzunehmen. Dadurch trainieren Sie die korrekte Krabbel-Haltung und bereiten Ihren Körper auf die komplexeren Übungen vor.

2. Merry-Go-Round

Seitneigung der Wirbelsäule, Dehnung der Zwischenrippenmuskulatur, Mobilisation der Brustwirbelsäule, Kräftigung der Rumpfmuskulatur

Ausrüstung: Knieschoner

(1)

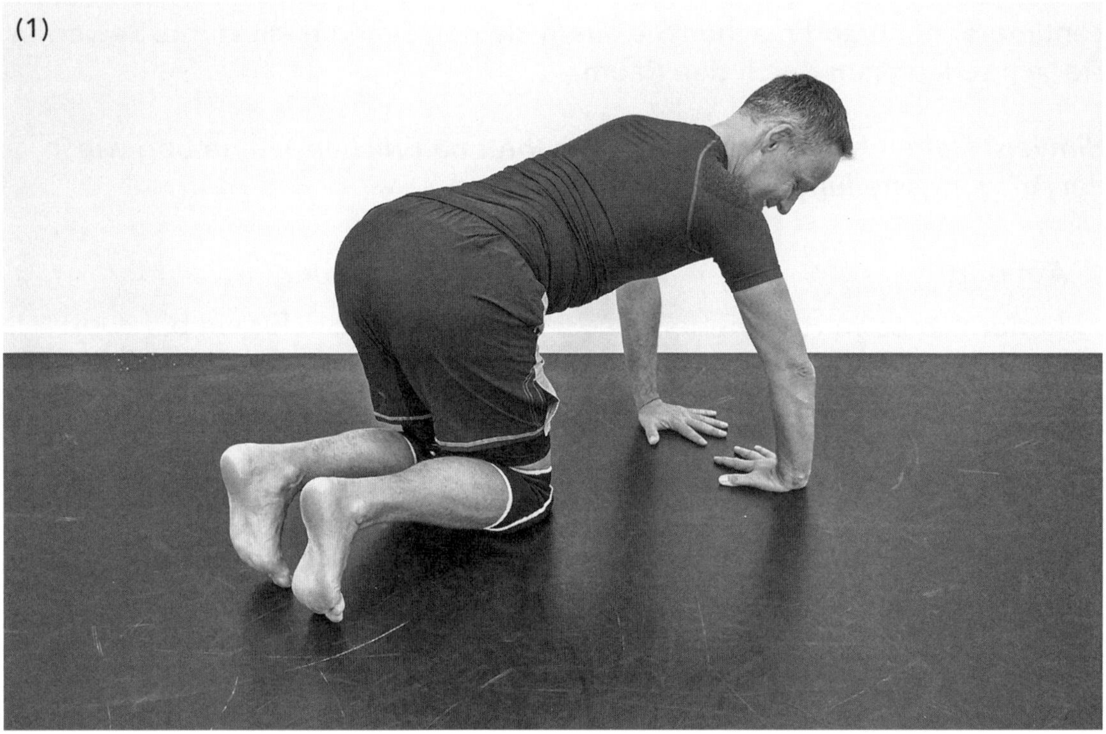

Ausgangsstellung: (1) Einfache. Die Knie dienen bei dieser Übung als Drehachse. Das heißt, die Bewegung wird nur von den Armen initiiert.

(2)

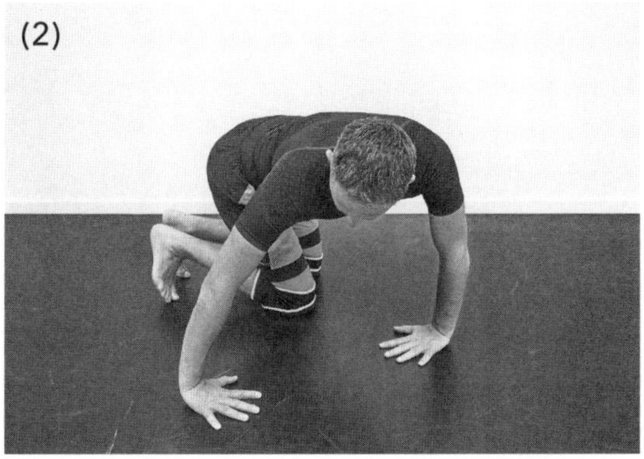

(3)

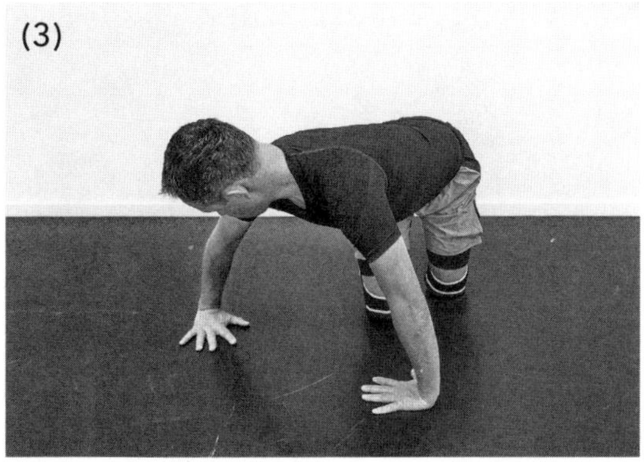

(4)

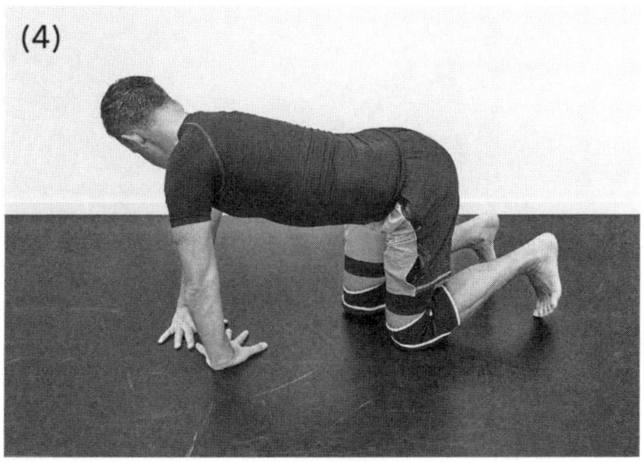

(5)

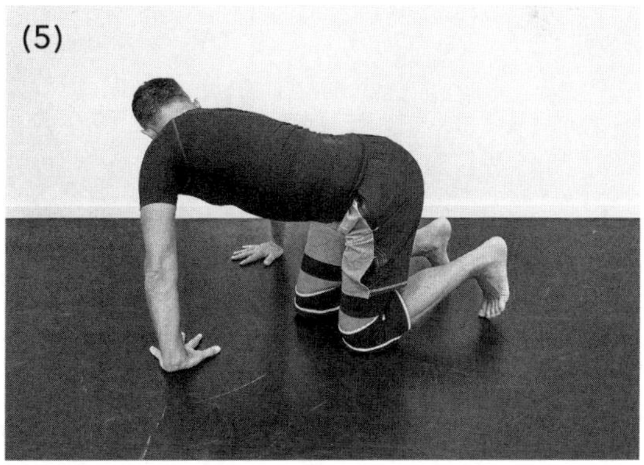

(2-5) Wandern Sie mit den Händen langsam weiter, sodass Ihre Wirbelsäule eine seitliche Krümmung macht, wie ein Hund, der versucht seinen Schwanz zu erwischen.

Hinweis: *Achten Sie auf die Haltung der Wirbelsäule und eine aktive Bauchmuskulatur.*

Atmung

Regelmäßig

Wiederholungen

Sechs bis acht Kreise in jede Richtung

3. Airplane

Training der Rückenmuskulatur, Seitneigung der Wirbelsäule, Dehnung der Zwischenrippenmuskulatur, Mobilisation der Brustwirbelsäule

Ausrüstung: Knieschoner

(1)

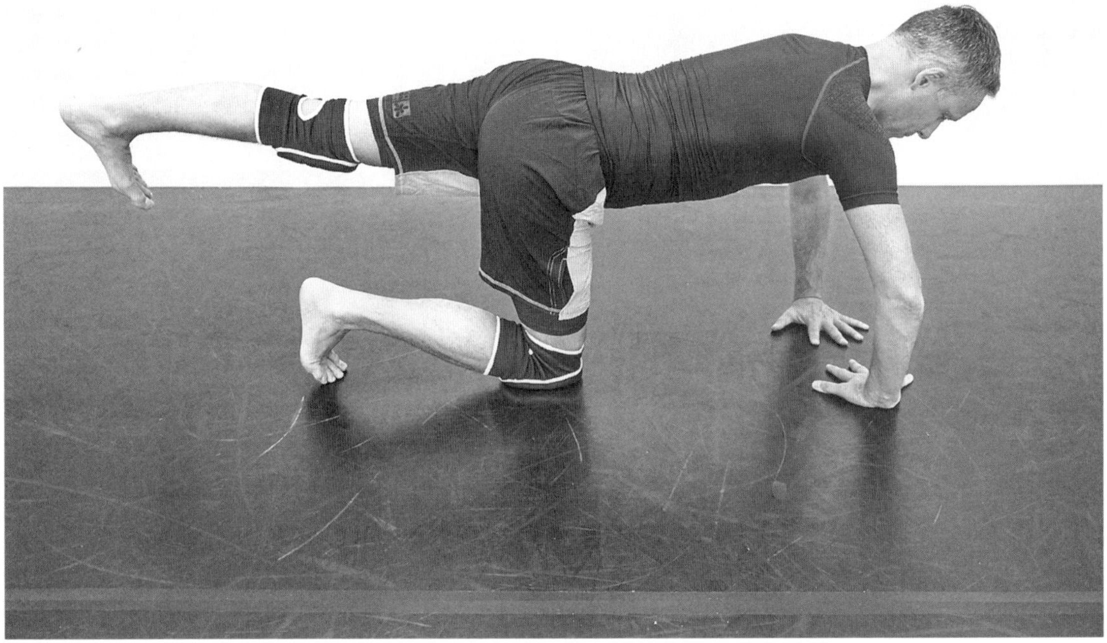

Ausgangsstellung: (1) Ausgehend von der einfachen Ausgangstellung strecken Sie das linke Bein auf Beckenhöhe aus. Der Fuß ist angespannt und die Zehen angezogen. Das Knie des anderen Beines dient wieder als Drehpunkt.

(2)

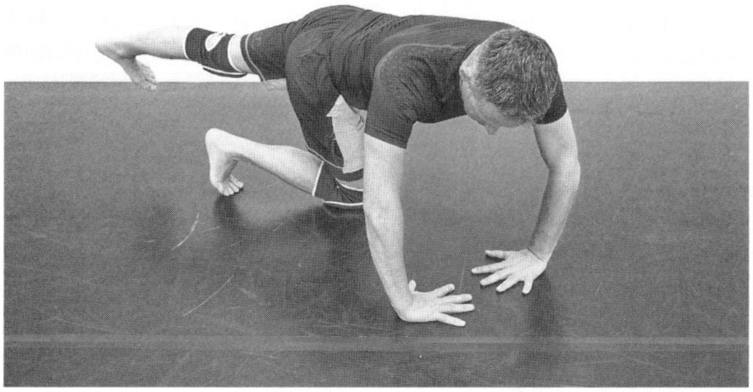

(3)

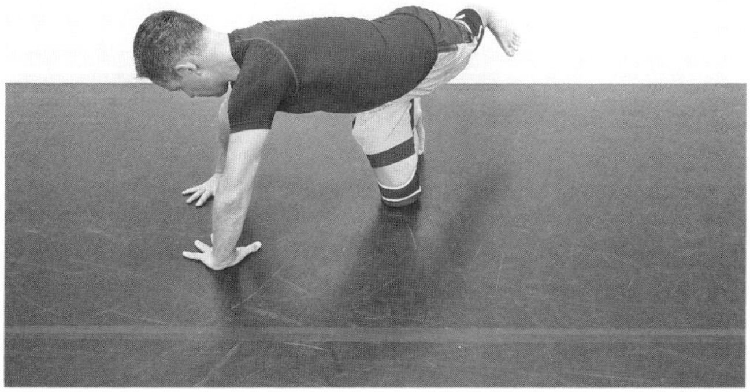

(4)

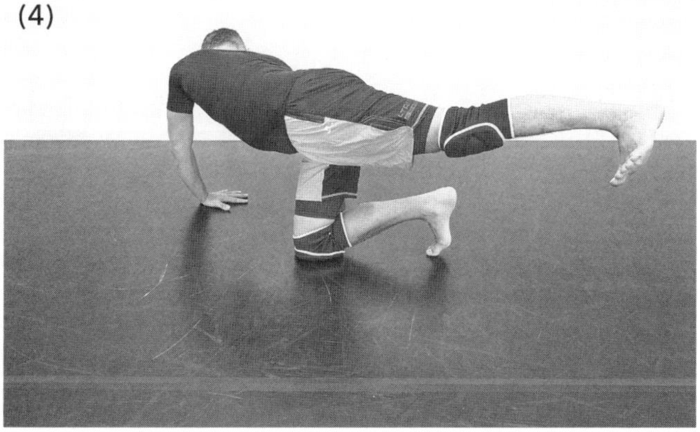

(2-4) Krabbeln Sie mit den Händen im Kreis um das rechte Knie herum. Wechseln Sie anschließend die Position auf das linke Knie.

Hinweis: *Halten Sie das gestreckte Bein immer auf gleicher Höhe und halten Sie Ihre Bauchmuskulatur aktiv.*

Atmung

Regelmäßig

Wiederholungen

Sechs bis acht Kreise pro Seite

4. High Spiral Crawl

Mobilisation der Wirbelsäule

Ausrüstung: Knieschoner

(1)

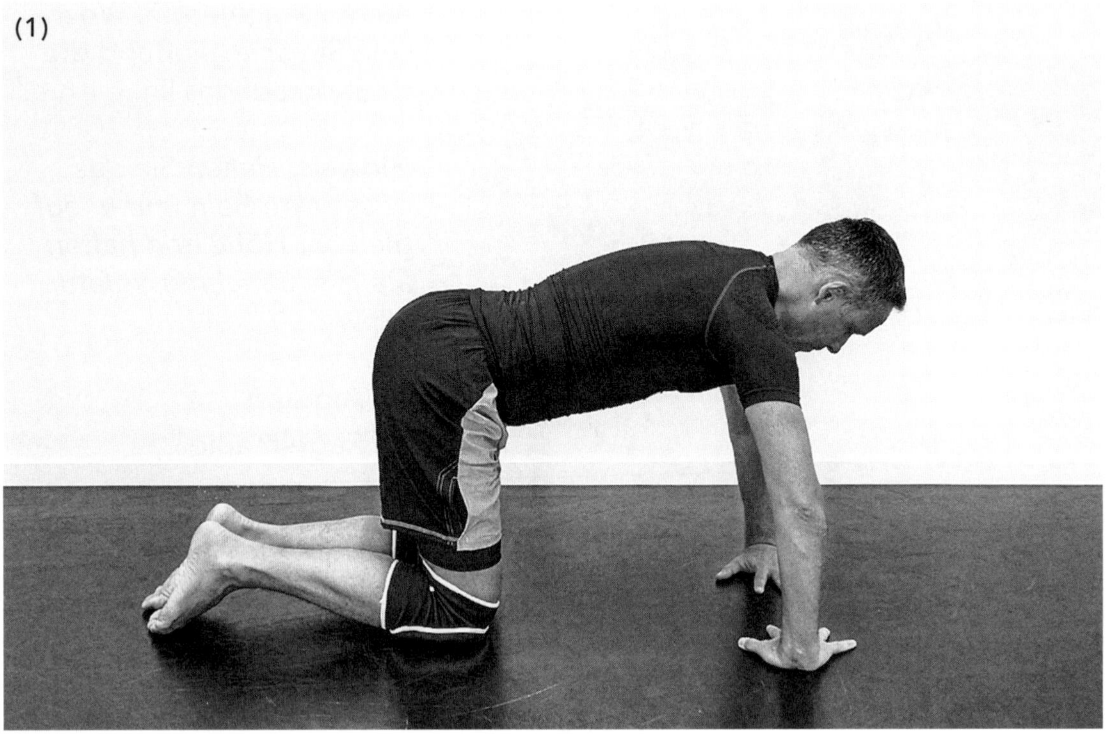

Ausgangsstellung: (1) Einfache

Atmung

Atmen Sie beim Strecken des Beines und des Armes tief und langsam ein und beim Absetzen aus.

Wiederholungen

Acht bis zehn pro Seite

Variation

Low Spiral Crawl (Seite 80-81)

(2)

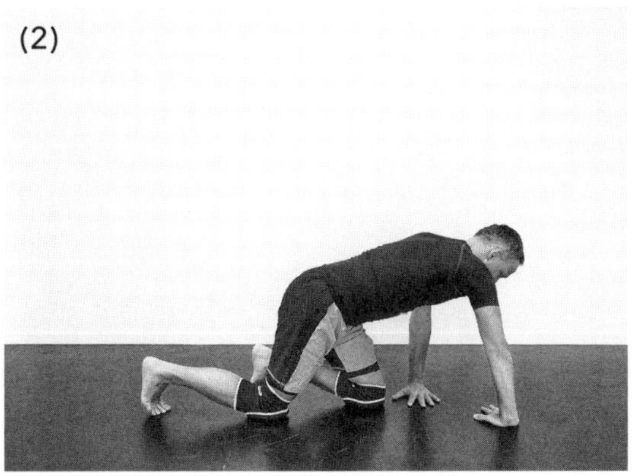

(3)

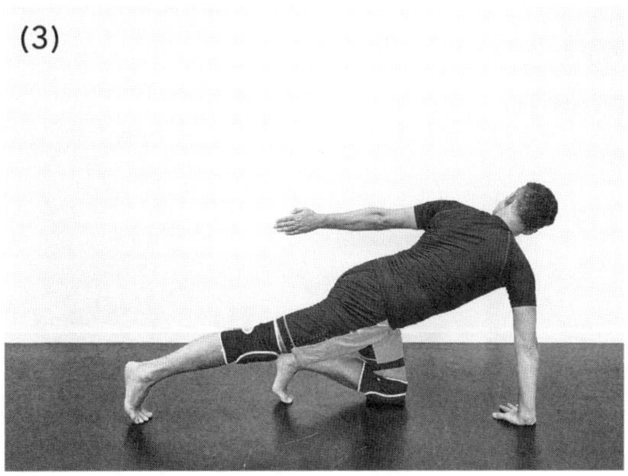

(4)

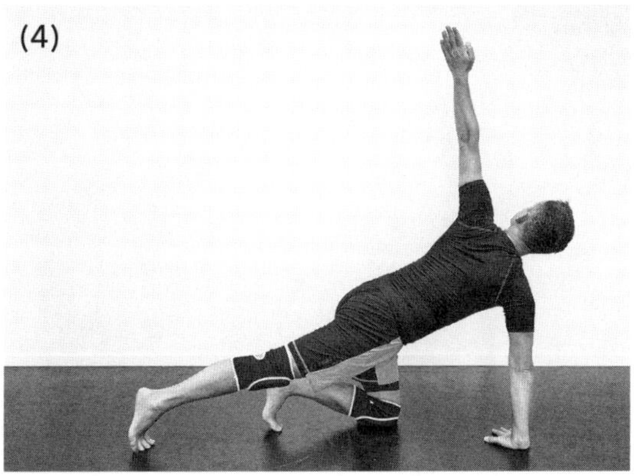

(5)

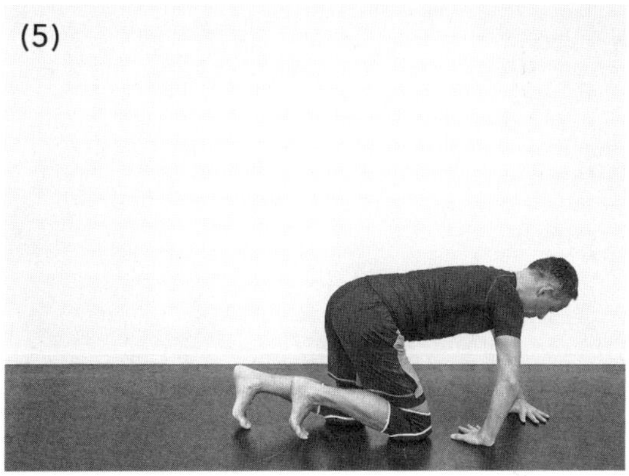

(2) Gehen Sie wie beim Simple Crawl mit dem rechten Arm und dem linken Bein einen kleinen Schritt nach vorne. (3) Strecken Sie nun das rechte Bein diagonal nach hinten, die Zehen bleiben am Boden. Strecken Sie gleichzeitig den linken Arm seitlich nach hinten. Die Wirbelsäule ist dadurch in einer leichten Verschraubung, der Kopf blickt zur Seite. (4) Führen Sie den linken Arm in einer halbkreisförmigen Bewegung nach oben und vor sich zum Boden. (5) Sobald die Hand den Boden berührt, ziehen Sie auch das rechte Bein an und setzen das Knie einen kleinen Schritt weiter vorne ab. Führen Sie nun dieselbe Übung auf der anderen Seite aus. Auf diese Art krabbeln Sie in kleinen Schritten durch den Raum.

5. Low Spiral Crawl

Mobilisation der Wirbelsäule, Kräftigung der Schultermuskulatur und des Trizeps

Ausrüstung: Knieschoner

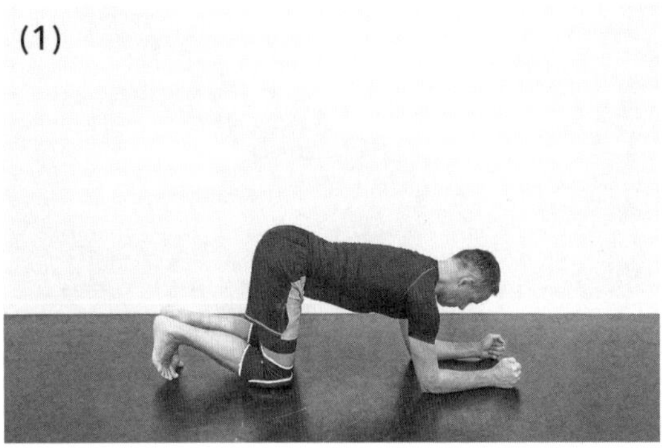
(1)

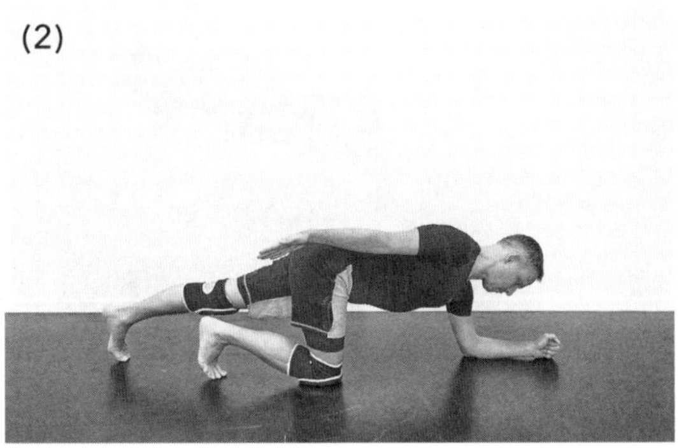
(2)

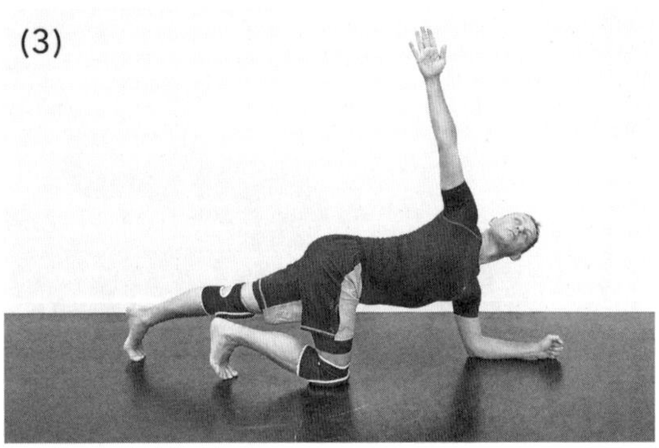
(3)

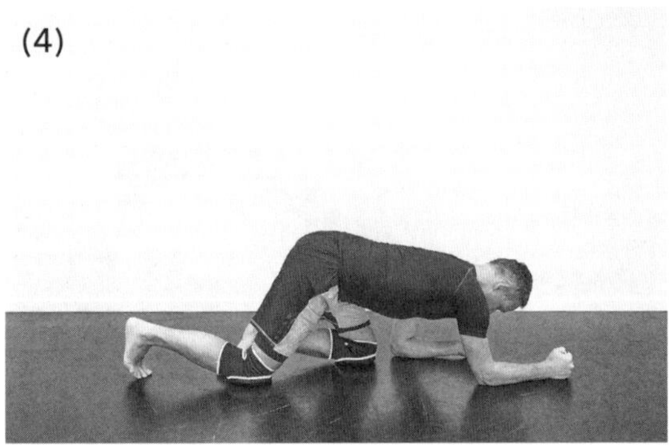
(4)

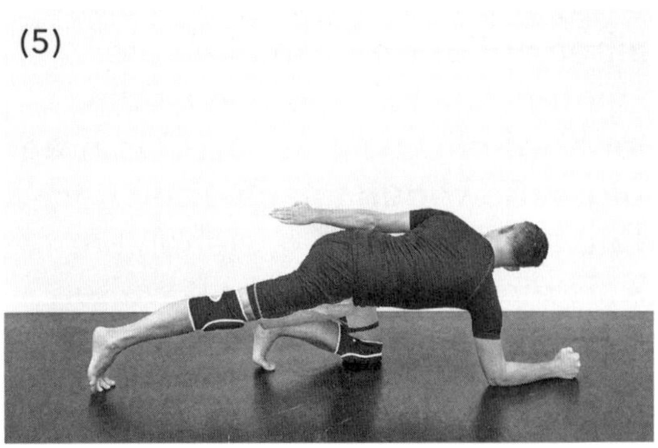
(5)

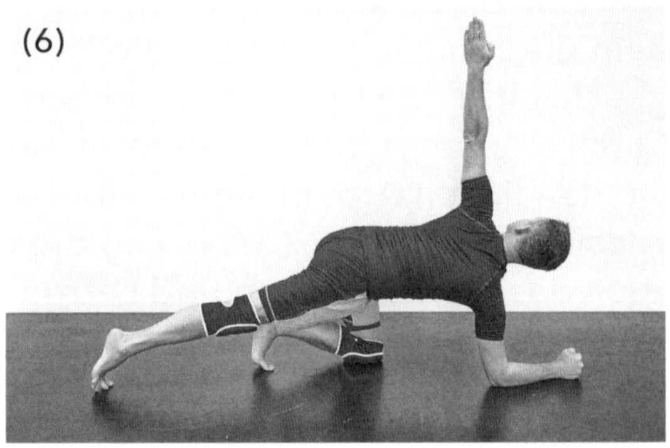
(6)

Ausgangsstellung: (1) Einfache, im Unterarmstütz

Der Ablauf ist ähnlich wie beim High Spiral Crawl. (2) Machen Sie mit dem rechten Arm und dem linken Bein einen Simple-Crawl-Schritt nach vorne. Strecken Sie das linke Bein gerade nach hinten und den rechten Arm seitlich nach hinten. (3) Führen Sie dann den Arm in einer kreisförmigen Bewegung über Ihren Kopf nach vorne. (4) Beim Absetzen machen Sie wiederum einen kleinen Schritt nach vorne. (5-6) Wiederholen Sie die Übung auf der anderen Seite.

Atmung

Atmen Sie beim Strecken des Beines und des Armes tief und langsam ein und beim Absetzen aus.

Wiederholungen

Acht bis zehn pro Seite

Variation

High Spiral Crawl (Seite 78-79)

6. Backslide

Training für Gesäßmuskulatur, Dehnung des Hüftbeugers, Kräftigung des Hüftbeugers

Ausrüstung: Knieschoner

(1)

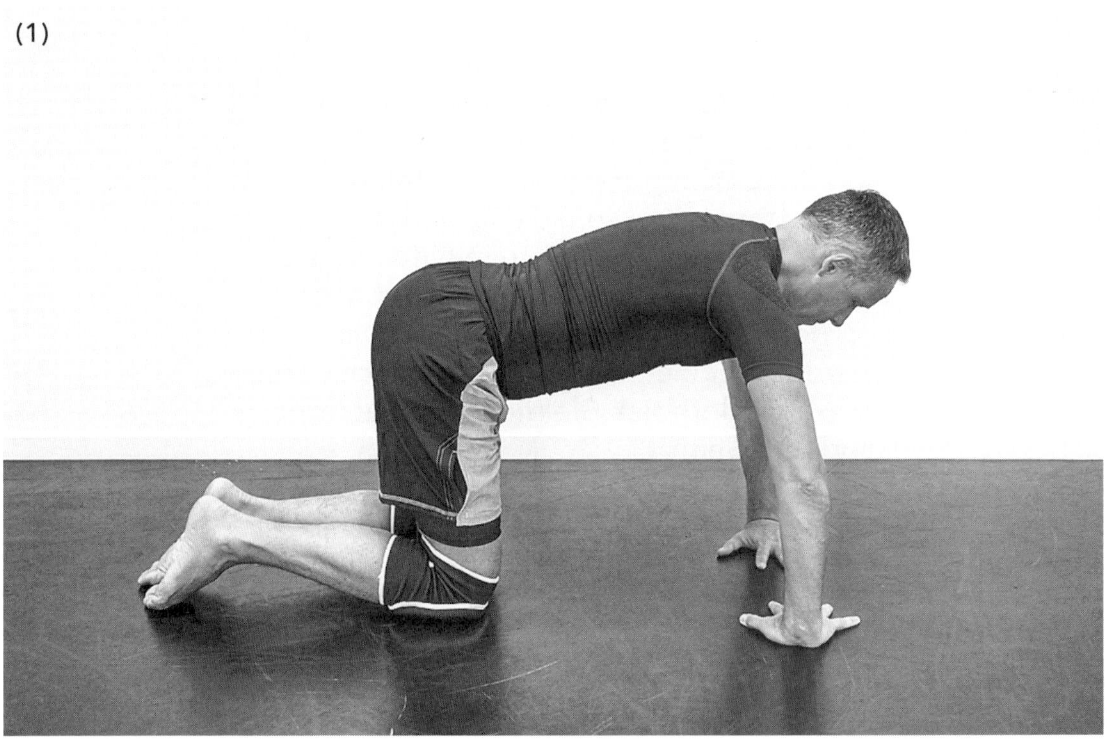

Ausgangsstellung: (1) Einfache mit gestreckten Füßen

(2)

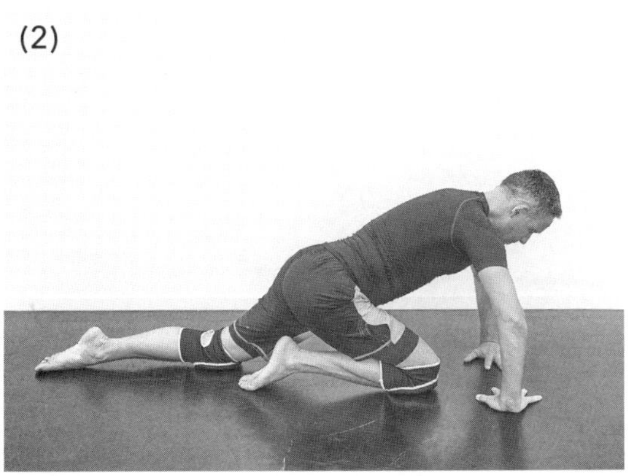

(3)

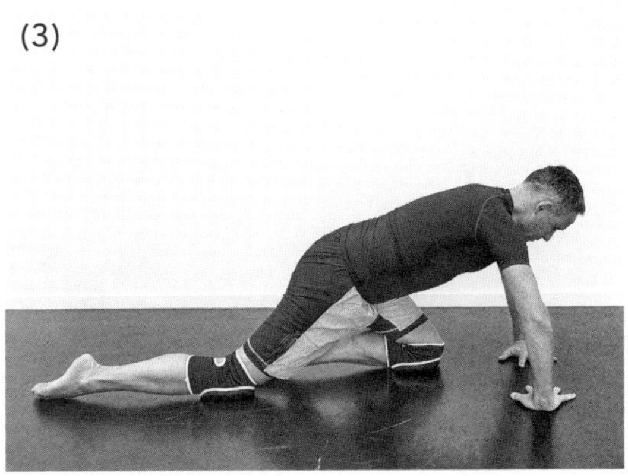

(2) Die Hände bleiben fest am Boden. Schieben Sie ein Knie nach vorn, während Sie das andere Bein nach hinten schieben. Heben und senken Sie dabei das Becken nur so viel wie nötig, um die Bewegung auszuführen. (3) Schieben Sie nun das andere Knie nach vorn und das eine Bein nach hinten.

Atmung

Atmen Sie beim Zurückrutschen aus und beim Vorrutschen in die Ausgangsstellung ein.

Wiederholungen

Acht bis zehn pro Seite

Empfehlung

Je langsamer Sie diese Übung ausführen, umso größer ist der Effekt.

7. Simple Front Slide

Brustmuskulatur, Armmuskulatur, Bauchmuskulatur, Hüftbeuger

Ausrüstung: Sliding-Pads oder Handtuch, Knieschoner

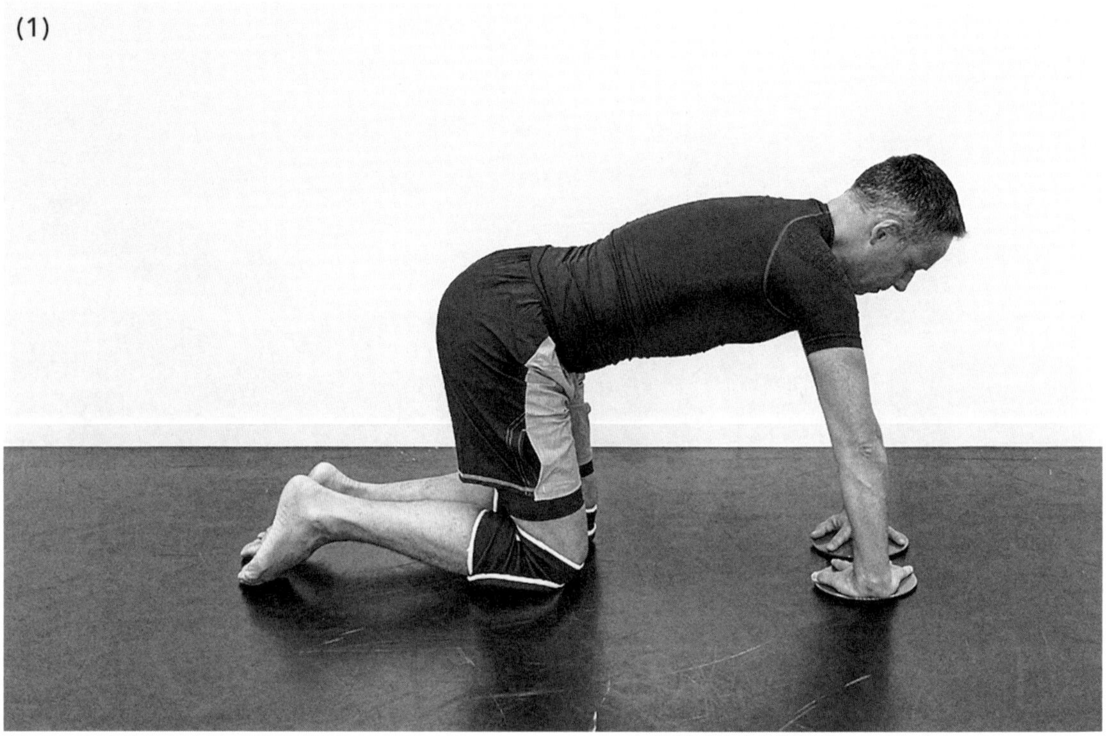

Ausgangsstellung: (1) Einfache mit gestreckten Füßen, mit Sliding Pads unter den Händen

(2)

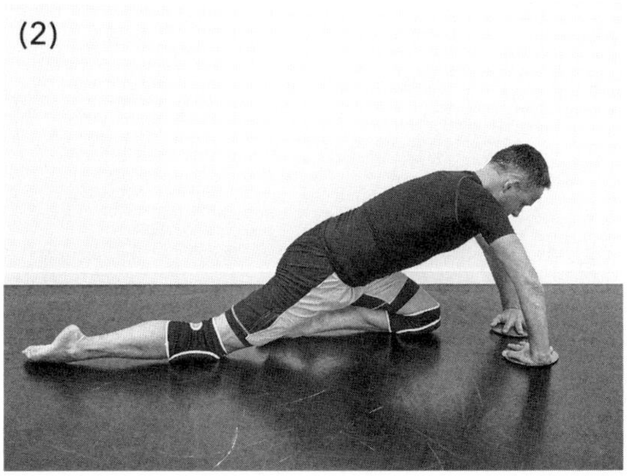

(3)

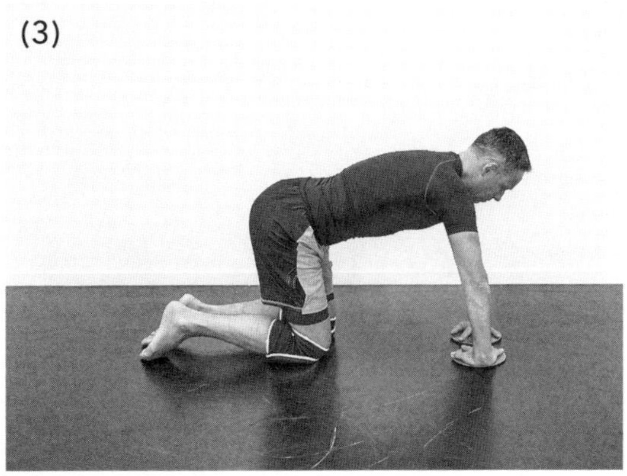

(2) Verlagern Sie Ihr Gewicht auf das rechte Knie und ziehen Sie das linke Knie nach vorne. Die Hände rutschen in der Bewegung mit. (3) Verlagern Sie Ihr Gewicht nun nach links und ziehen Sie das rechte Knie nach, sodass Sie wieder in die Ausgangsstellung zurückkommen.

Hinweis: Achten Sie auf Ihre Haltung.

Atmung

Atmen Sie beim Sliden aus und in der Ausgangsstellung ein.

Wiederholungen

Acht bis zehn pro Seite

Variation

Advanced Front Slide
(Seite 108-109)

8. Kneeling Cross Slide

Mobilisation und Stabilisation der Lendenwirbelsäule und der schrägen Bauchmuskulatur

Ausrüstung: Knieschoner

(1)

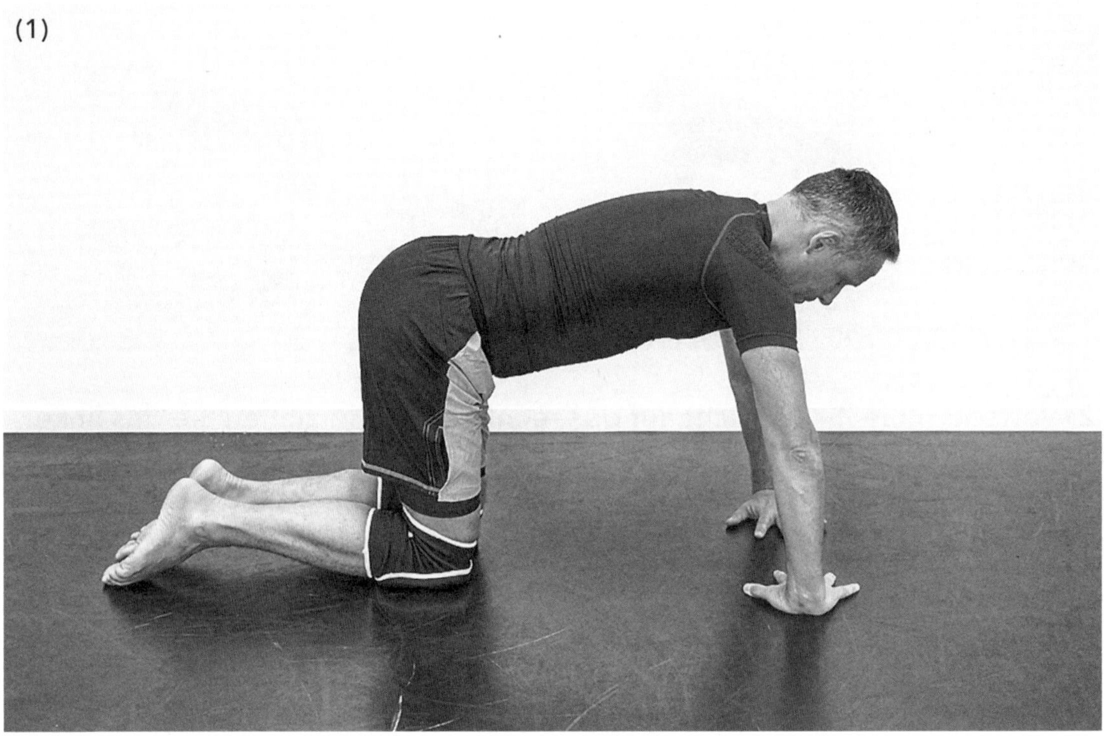

Ausgangsstellung: (1) Einfache mit gestreckten Füßen

(2)

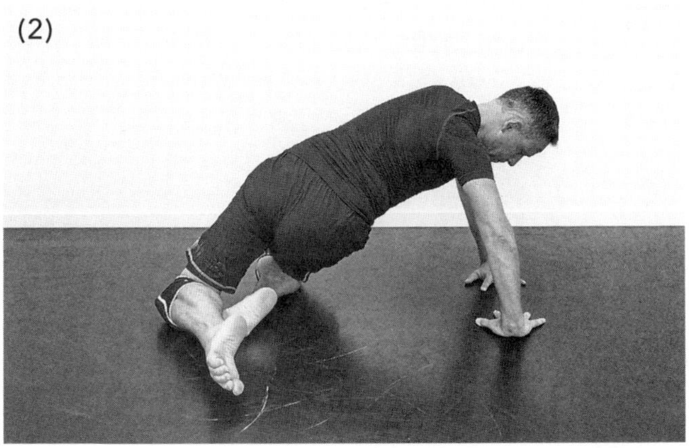

(3)

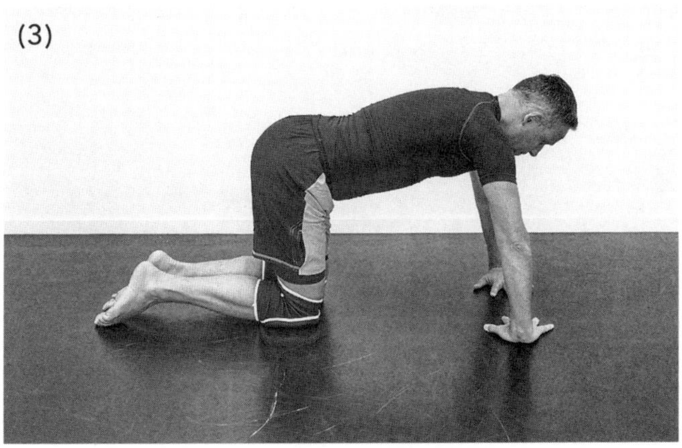

(4)

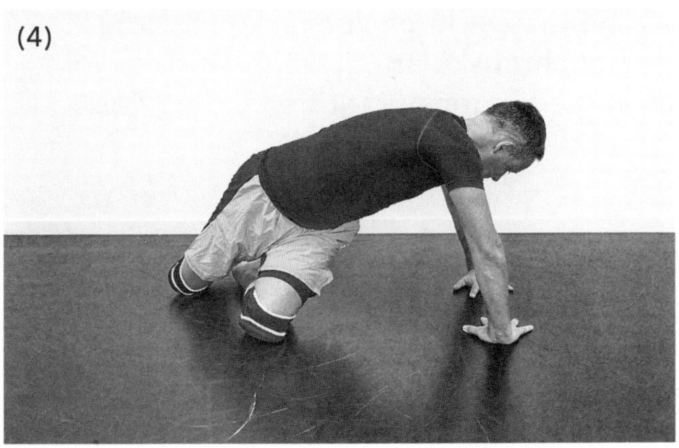

(2) Schieben Sie das rechte Knie am linken Knie vorbei auf die linke Seite, soweit es geht, ohne dass Sie die Stabilität in den Armen verlieren. Drehen Sie dabei das Becken mit, das linke Knie rutscht dabei leicht nach hinten. Beide Knie sind nun nach links gerichtet. (3) Ziehen Sie beide Beine wieder in die Ausgangsstellung zurück und (4) führen Sie die Übung auf der anderen Seite aus.

Atmung

Atmen Sie beim Rutschen aus und in der Grundstellung ein.

Wiederholungen

Acht bis zehn pro Seite

9. Forward Arch-Slide

Rückenstrecker, Armmuskulatur, Mobilisation der Brustwirbelsäule

Ausrüstung: Liegestützgriffe oder Sliding Pads oder Handtuch, Knieschoner

(1)

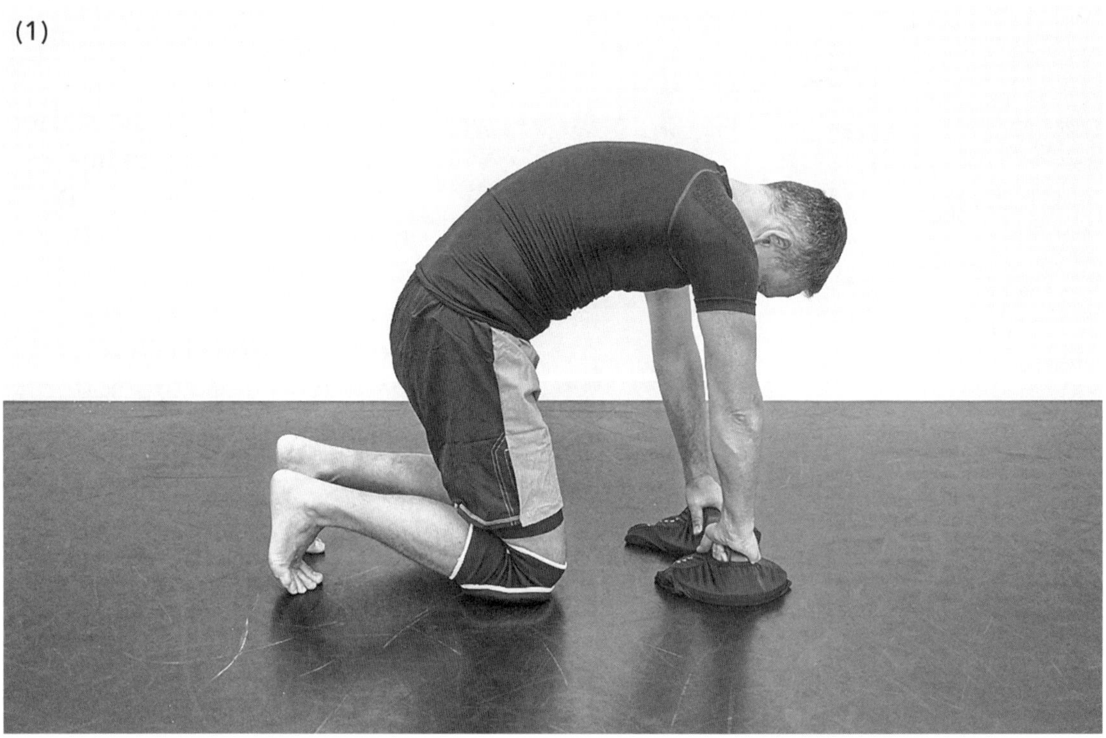

Ausgangsstellung: (1) Ausgehend von der einfachen Ausgangsstellung ziehen Sie die Hände näher zu sich heran. Dadurch verstärken Sie die Kyphose der Brustwirbelsäule, die Bauchmuskulatur ist stark angespannt. Verwenden Sie für die Handposition die Liegenstützgriffe, Sliding Pads oder ein Handtuch.

(2)

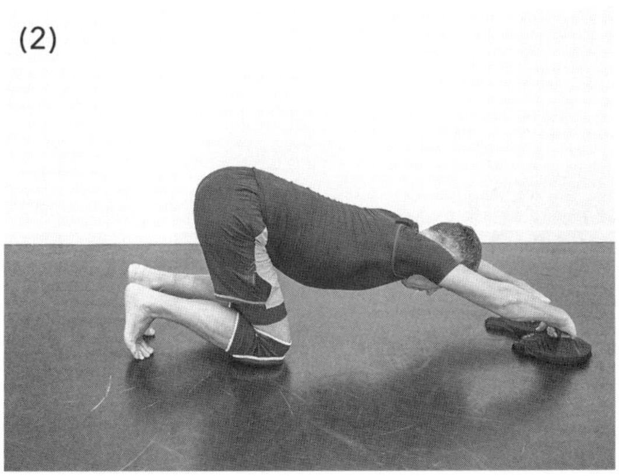

(3)

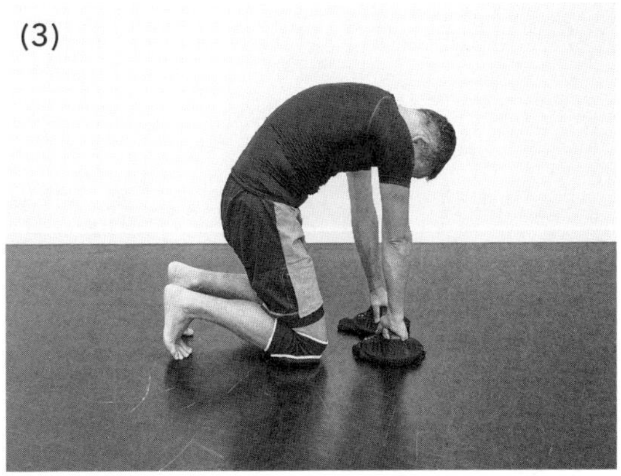

(2) Verlagern Sie das Gewicht auf die Knie und die Füße und schieben Sie die Hände so weit nach vorne, wie es geht. Die Brustwirbelsäule befindet sich nun in einer Streckung oder sogar in einer leichten Lordose. (3) Anschließend ziehen Sie die Hände wieder zurück und kehren zurück zur Ausgangsposition mit verstärkter Kyphose.

Hinweis: *Achten Sie hier besonders auf eine aktive Bauchmuskulatur, um die Lendenwirbelsäule beim Vorbeugen nicht zu irritieren.*

Atmung

Atmen Sie in der Ausgangsstellung ein und beim Slide aus.

Wiederholungen

Acht bis zehn pro Seite

10. Sideway-Slide

Seitliche Rumpfmuskulatur

Ausrüstung: Liegestützgriffe, Knieschoner

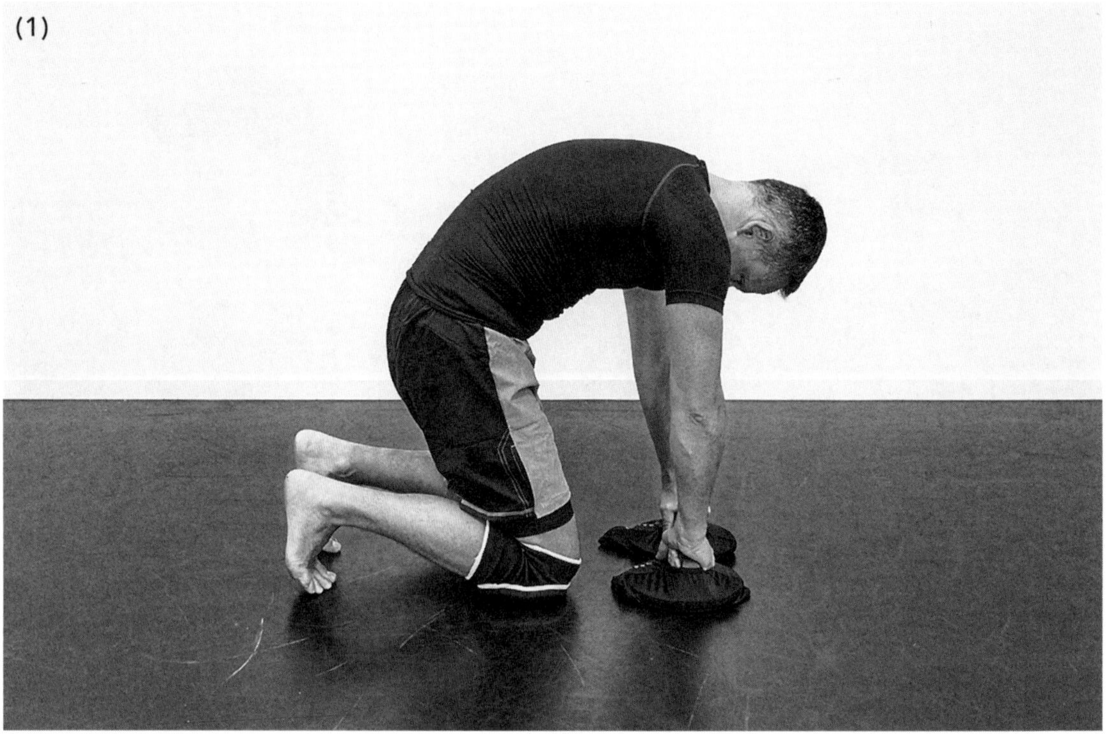

Ausgangsstellung: (1) Ausgehend von der einfachen Ausgangsstellung ziehen Sie die Hände näher zu sich heran. Dadurch verstärken Sie die Kyphose der Brustwirbelsäule, die Bauchmuskulatur ist stark angespannt.

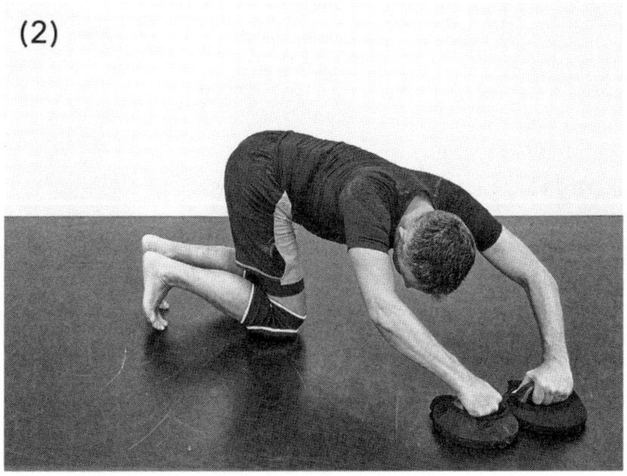

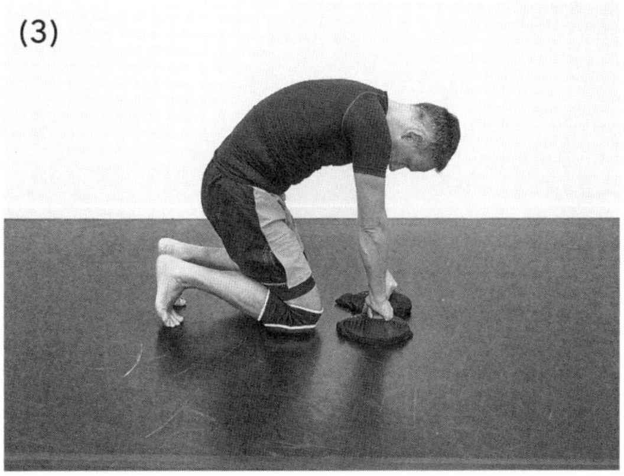

(2) Schieben Sie die Hände in einem Viertel-Kreis nach rechts und machen Sie mit dem Oberkörper die Bewegung mit. Das Becken bleibt in der Ausgangsstellung. (3) Anschließend ziehen Sie den Oberkörper wieder in die Ausgangsstellung hoch und wiederholen die Übung auf der anderen Seite.

***Hinweis:** Auch bei dieser Übung bleiben die Ellbogen gebeugt, die Bauchmuskulatur bleibt aktiv.*

Atmung

Atmen Sie in der Ausgangsstellung ein und beim Slide zur Seite langsam aus.

Wiederholungen

Sieben bis acht pro Seite

11. Forward Cross Slide

Mobilisation der Brustwirbelsäule

Ausrüstung: Liegestützgriffe oder Sliding-Pads, Knieschoner

(1)

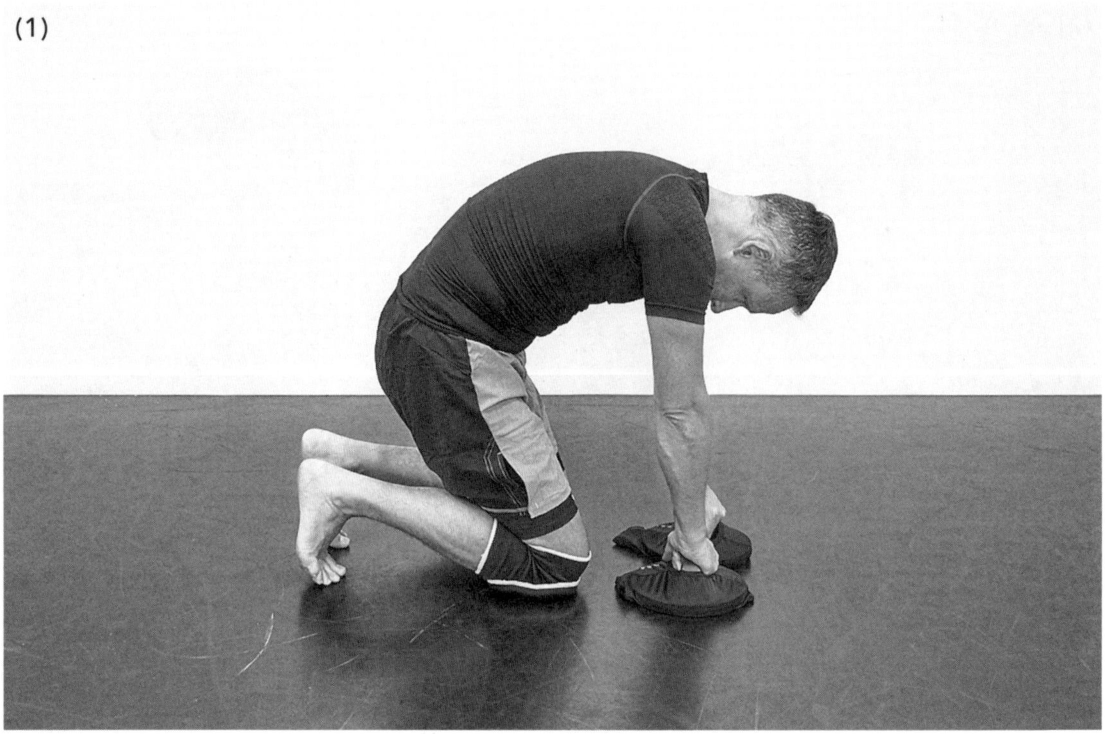

Ausgangsstellung: (1) Ausgehend von der einfachen Ausgangsstellung ziehen Sie die Hände näher zu sich heran. Dadurch verstärken Sie die Kyphose der Brustwirbelsäule, die Bauchmuskulatur ist stark angespannt.

(2)

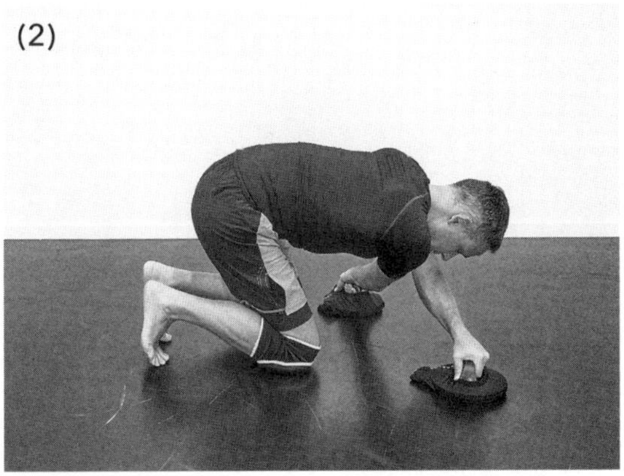

(3)

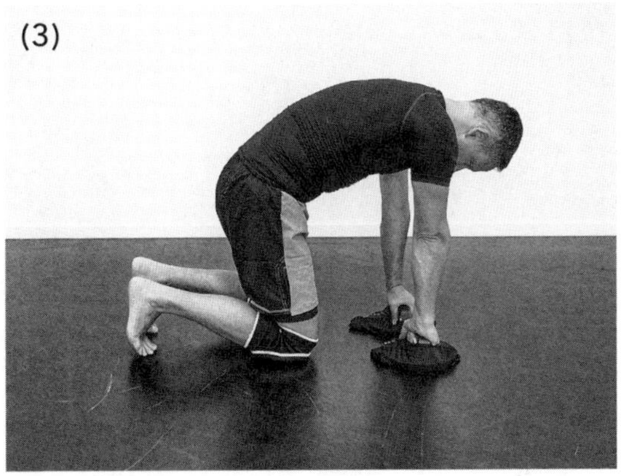

(2) Bewegen Sie den Oberkörper nach vorne und kreuzen Sie die Arme vor dem Oberkörper. (3) Dann ziehen Sie die Arme und den Oberkörper wieder in die Ausgangsstellung zurück.

Hinweis: *Halten Sie stets die Spannung in den Händen und achten Sie darauf, dass Sie die Schultern in der Überkreuzbewegung nicht zu den Ohren hochziehen.*

Atmung

Atmen Sie in der Ausgangsstellung ein und beim Cross Slide aus.

Wiederholungen

Sieben bis acht pro Seite

12. Military Crawl

Brustmuskulatur, Oberarmmuskulatur, Streckung der Brustwirbelsäule

Ausrüstung: Knieschoner oder eine lange Hose

(1)

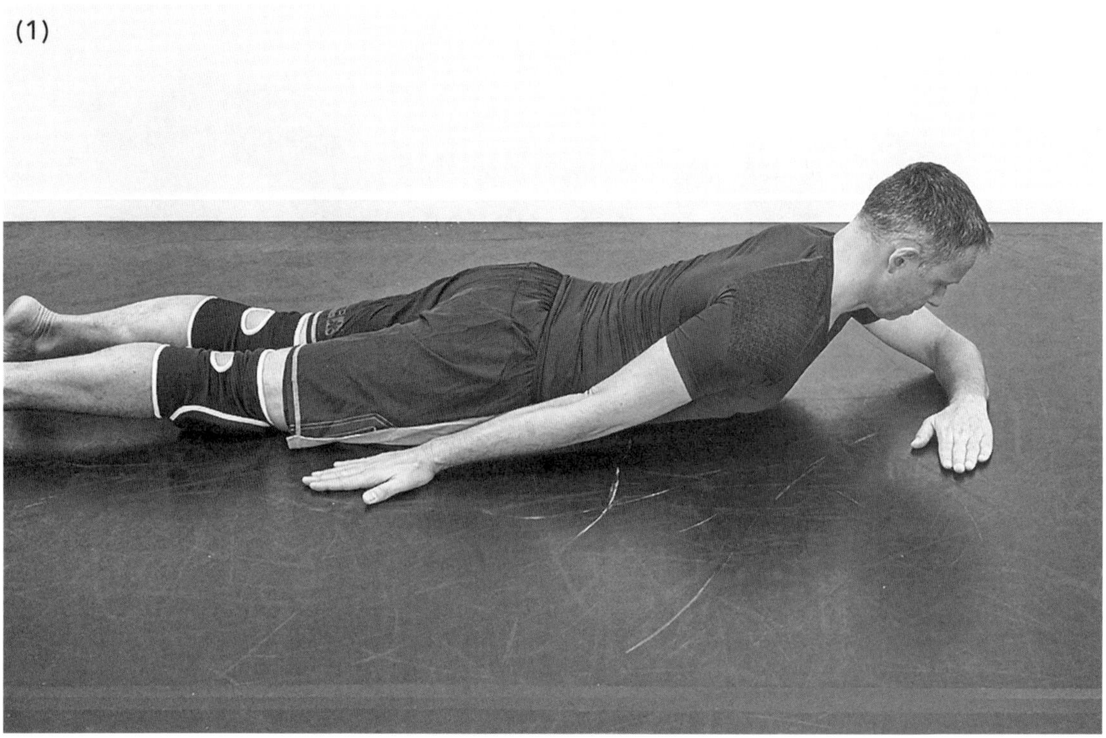

Ausgangsstellung: (1) Bauchlage, der Oberkörper ist angehoben und die Brustwirbelsäule gestreckt, die Halswirbelsäule befindet sich in der natürlichen Verlängerung der Brustwirbelsäule, der linke Unterarm liegt unter Ihnen auf Augenhöhe am Boden. Der rechte Arm liegt gestreckt seitlich am Oberkörper.

(2)

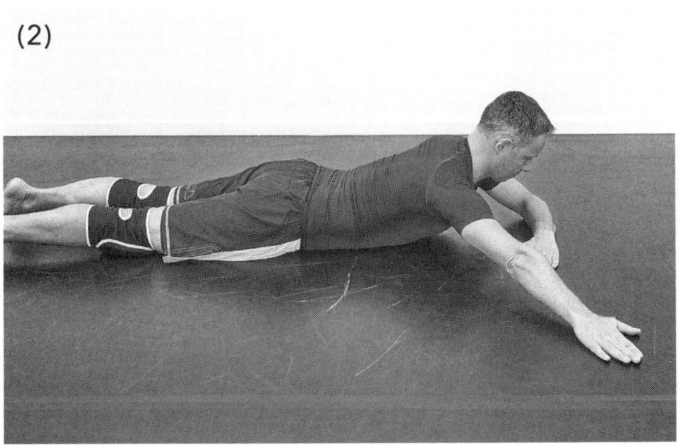

(3)

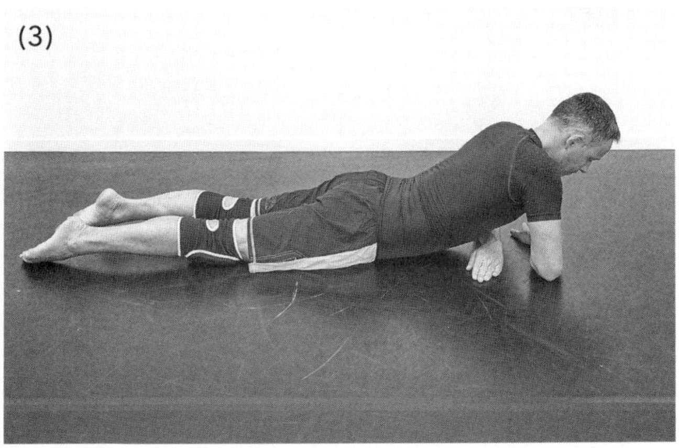

(4)

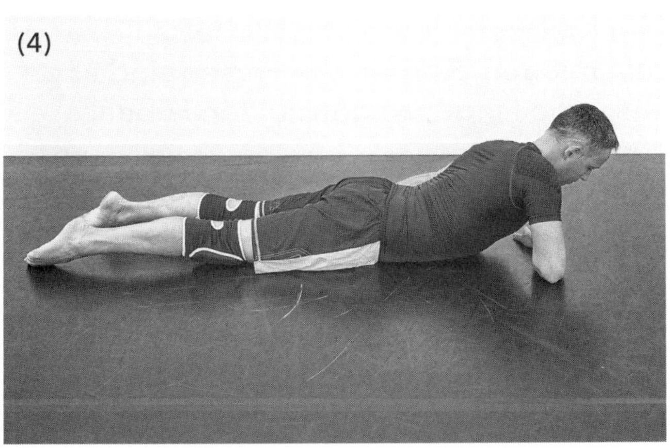

(2) Ziehen Sie den rechten Arm mit der Handfläche Richtung Boden nach vorn, (3) beugen Sie ihn dann und legen Sie ihn vor dem linken Unterarm ab. Ziehen Sie Ihren Körper mit dem rechten Arm nach vorne. (4) Wiederholen Sie die Übung mit dem linken Arm.

Hinweis: *Der Oberkörper bleibt während der ganzen Übung angehoben, er hebt und senkt sich leicht mit der Bewegung, die Halswirbelsäule bleibt in der natürlichen Verlängerung der Brustwirbelsäule.*

Atmung

Atmen Sie während der Armbewegung ein und beim Vorziehen aus.

Wiederholungen

Zehn

13. Bridge Crawl

Rückenstrecker, Gesäßmuskulatur, Trizeps

Ausrüstung: Keine

(1)

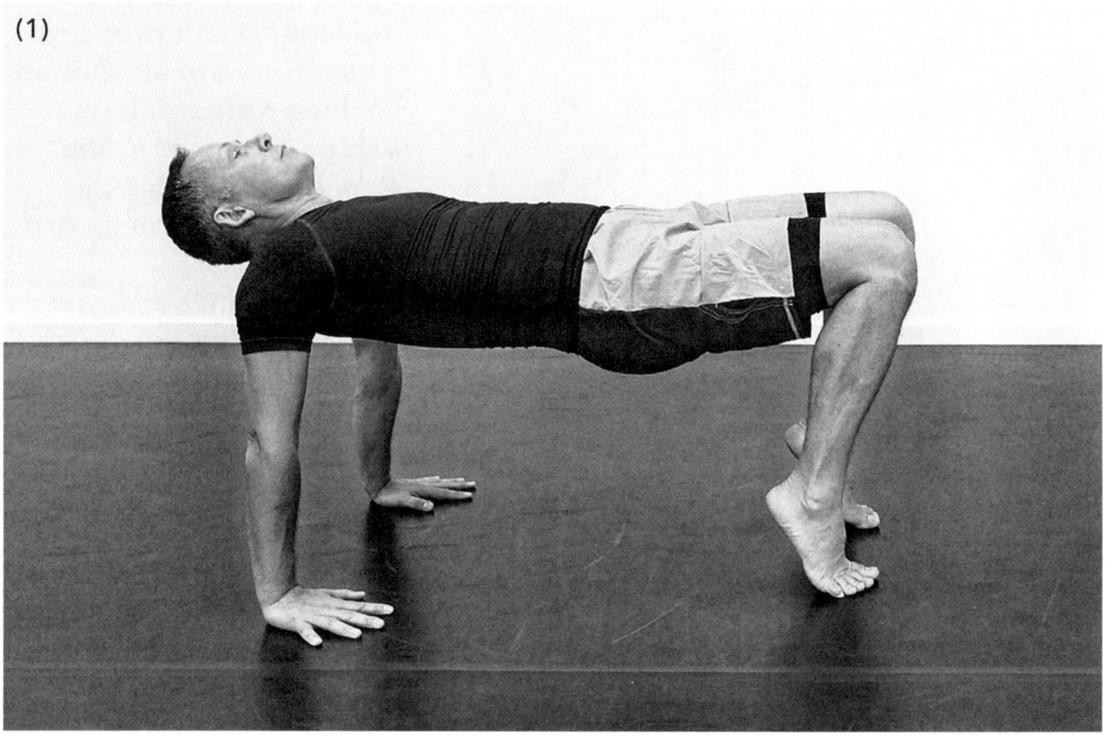

Ausgangsstellung: (1) Umgedrehte Krabbelhaltung, die Wirbelsäule ist gestreckt, der Kopf ist in einer Linie mit dem Körper. Die Fersen sind angehoben, die Hände formen die Höhle, die Finger zeigen zu den Füßen.

(2)

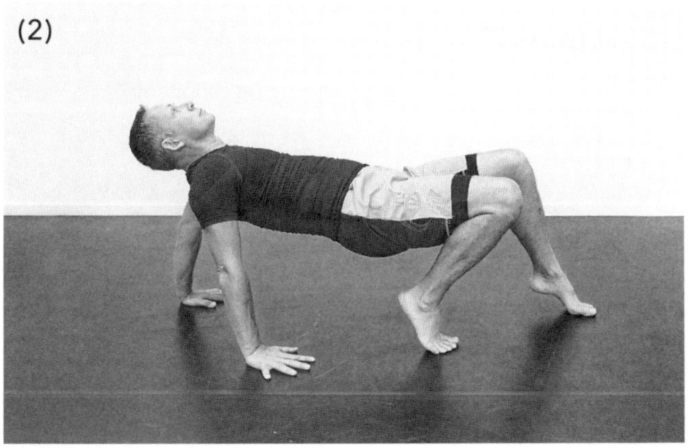

(3)

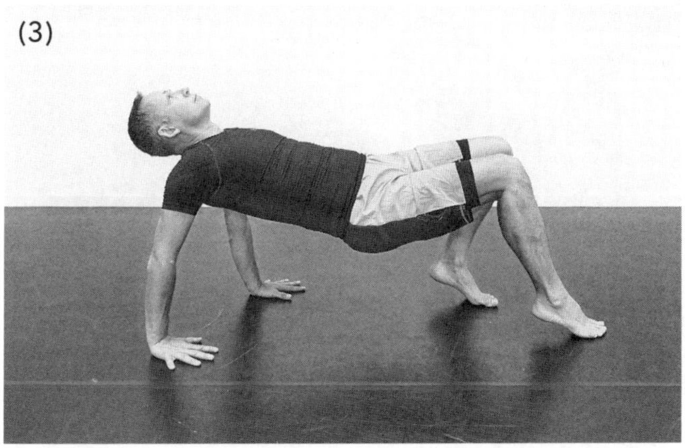

(4)

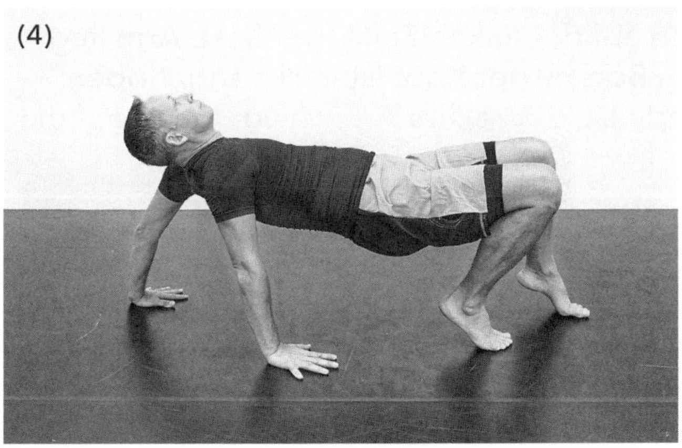

(2-4) Krabbeln Sie in dieser Haltung vor und zurück.

***Hinweis**: Strecken Sie den Kopf nicht zur Decke und senken Sie das Becken beim Gehen nur soweit ab wie notwendig, damit die Bewegung möglich ist.*

Atmung

Atmen Sie beim Heben des Arms und des Beins ein und beim Ablegen aus.

Wiederholungen

Acht Schritte vor und zurück

14. Side Crawl

Seitliche Rumpfmuskulatur, Armmuskulatur

Ausrüstung: Keine

(1)

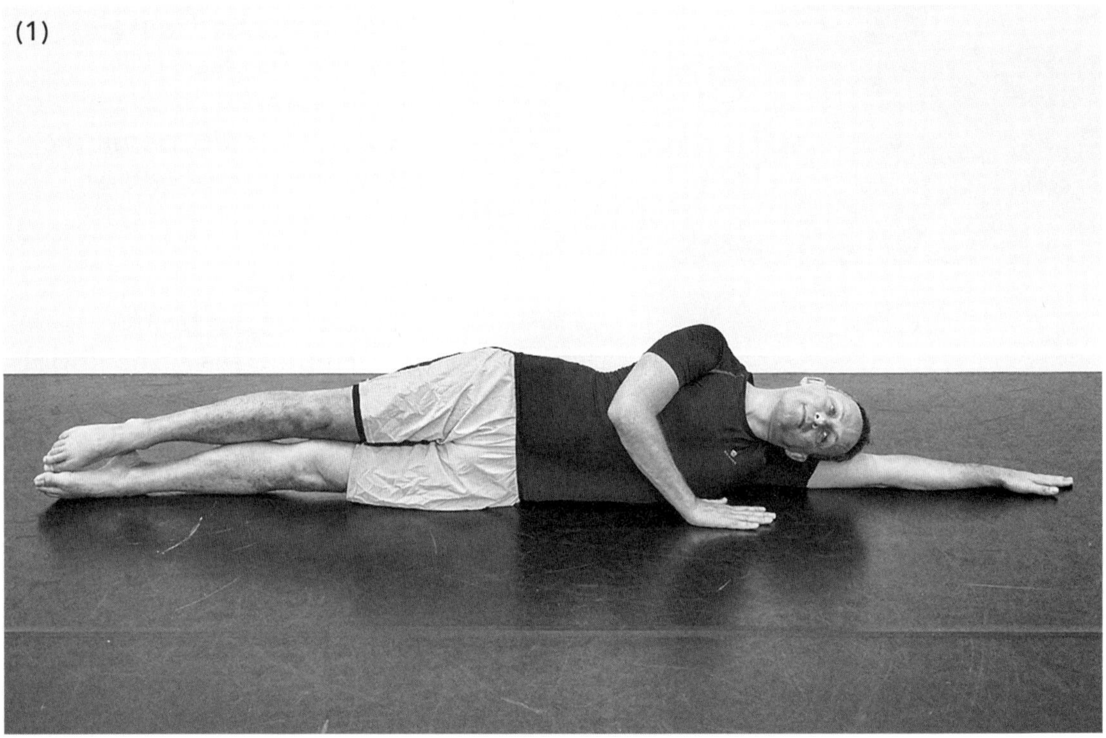

Ausgangsstellung: (1) Seitenlage auf der linken Seite, der linke Arm liegt vom Kopf weggestreckt auf dem Boden, der Kopf ist leicht angehoben, sodass die Halswirbelsäule gerade ist, der rechte Arm ist vor Ihnen auf die flache Hand aufgestützt.

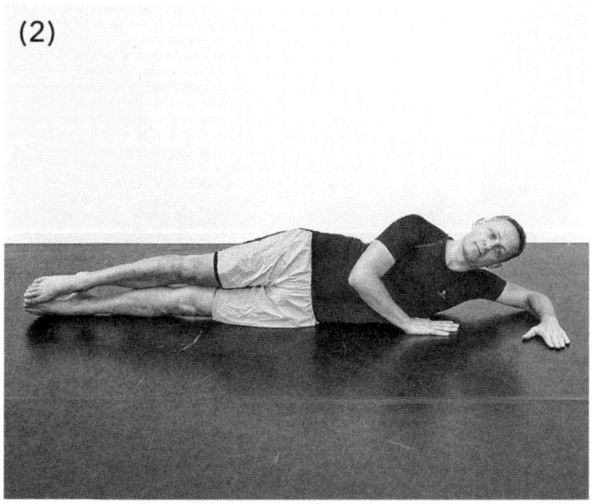

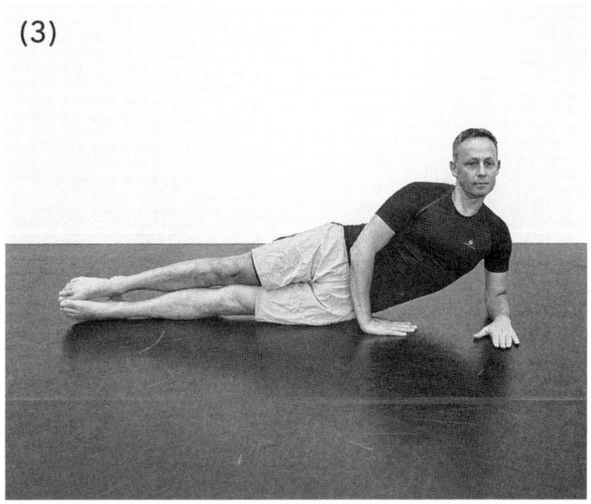

(2-3) Sie ziehen sich nun in die Richtung Ihres linken Arms, indem Sie den Oberkörper bis zur Hüfte anheben, sich mit der linken Hand in den Boden stämmen und mit der rechten Hand wegdrücken, sodass diese die Bewegung unterstützt. Senken Sie dann den Oberkörper und kommen Sie zur Ausgangsstellung zurück.

Atmung

Atmen Sie in der Ausgangsstellung aus und während der Bewegung ein.

Wiederholungen

Vier bis sechs pro Seite

15. Regular Wall Crawl

Gesamte Rumpfmuskulatur, gesamte Beinmuskulatur

Ausrüstung: Keine

(1)

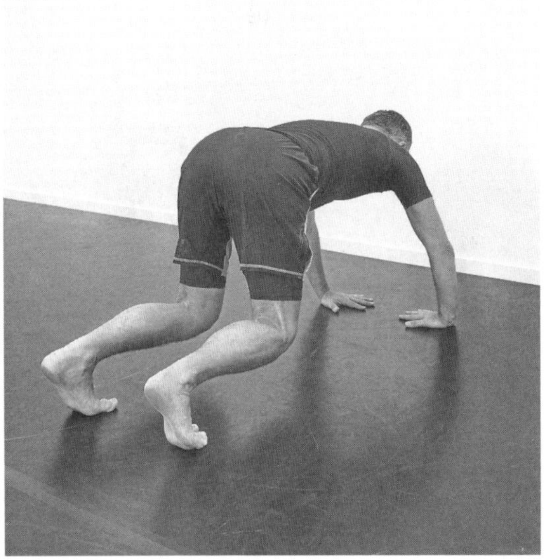

(2)

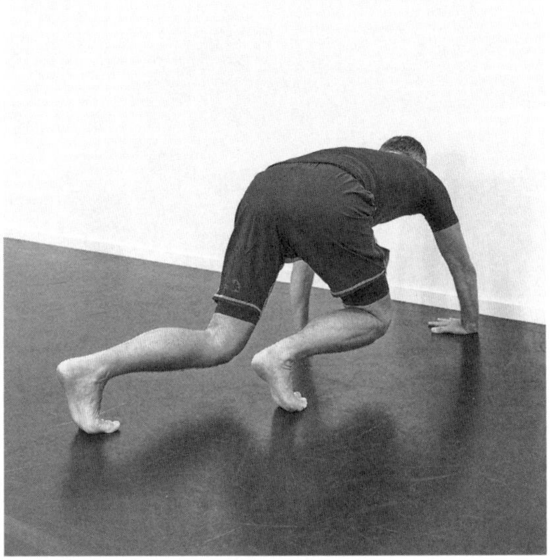

(3)

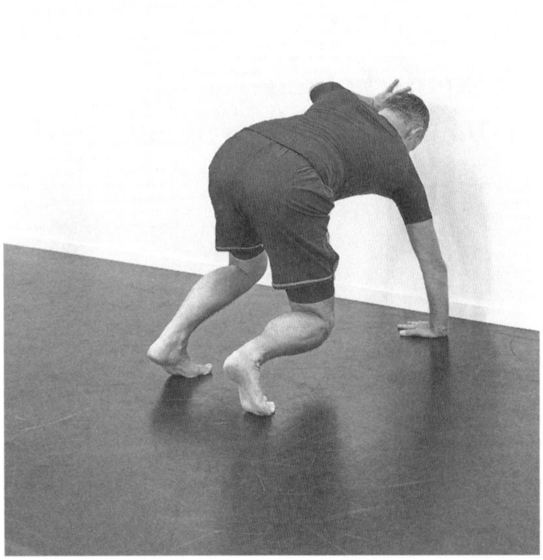

(4)

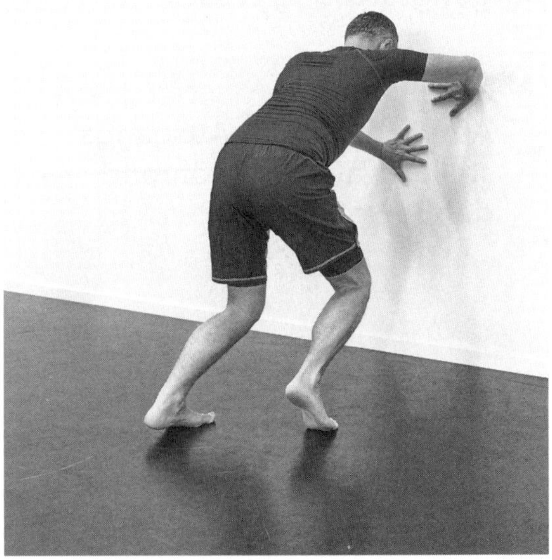

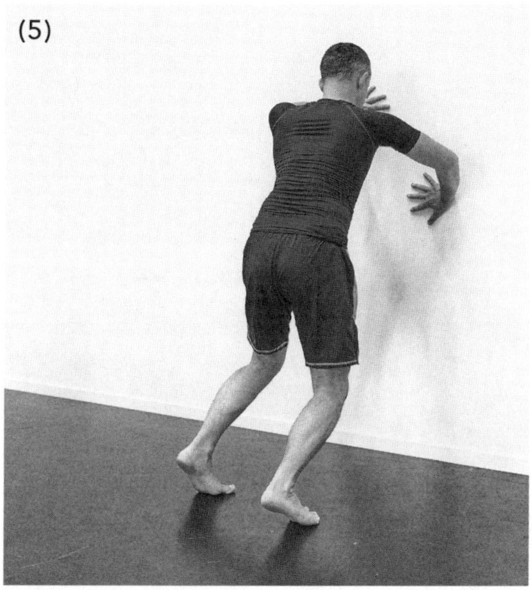

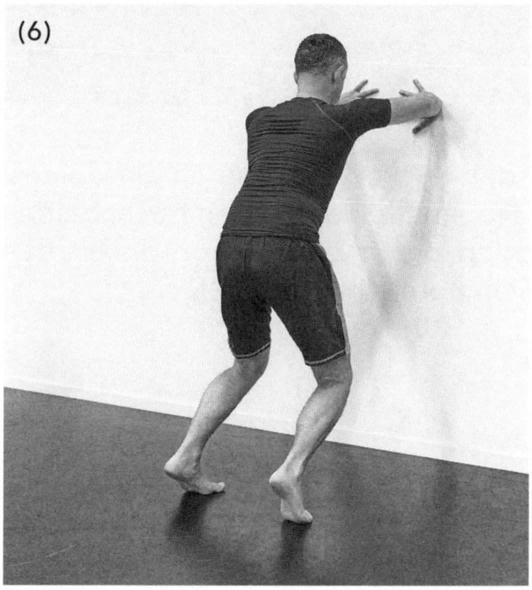

Ausgangsstellung:
(1) Fortgeschrittene

(2-6) Krabbeln Sie langsam Schritt für Schritt zur Wand und dann die Wand hoch, die Fersen berühren dabei nicht den Boden. Dann krabbeln Sie wieder zurück zur Ausgangsstellung.

Hinweis: *Achten Sie auf die Spannung im ganzen Körper.*

Atmung

Atmen Sie beim Heben des Armes und Beines ein und beim Absetzen aus.

Wiederholungen

Vier bis sechs Mal hoch und tief krabbeln

16. Back Slide Crawl

Vordere und hintere Oberschenkelmuskulatur

Ausrüstung: Keine, eventuell ein Handtuch

(1)

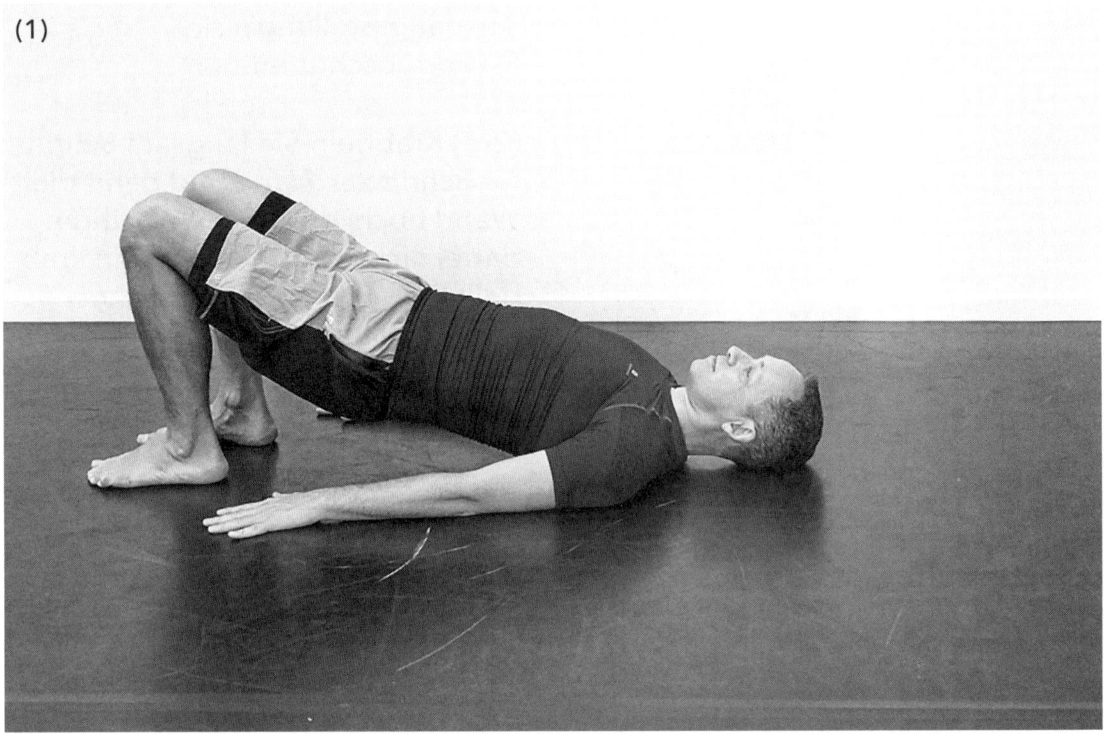

Ausgangsstellung: (1) Legen Sie sich auf den Rücken, Sie können ein kleines Handtuch unter Ihren Hinterkopf geben. Heben Sie das Becken hoch, beide Füße stehen mit der ganzen Sohle am Boden, die Knie sind angewinkelt, der Körper bildet von den Knien bis zu den Schultern eine gerade Linie.

(2)

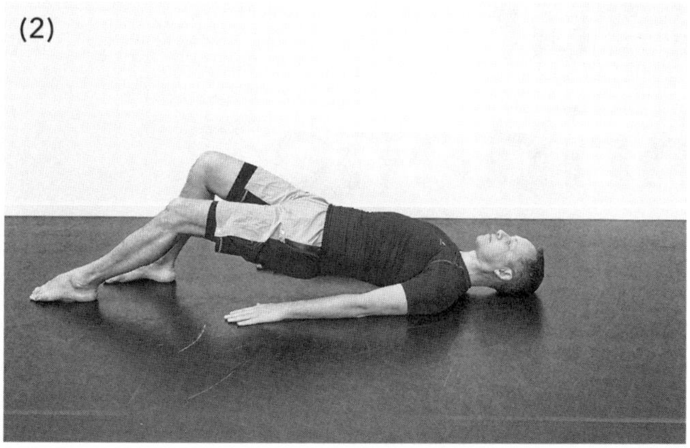

(3)

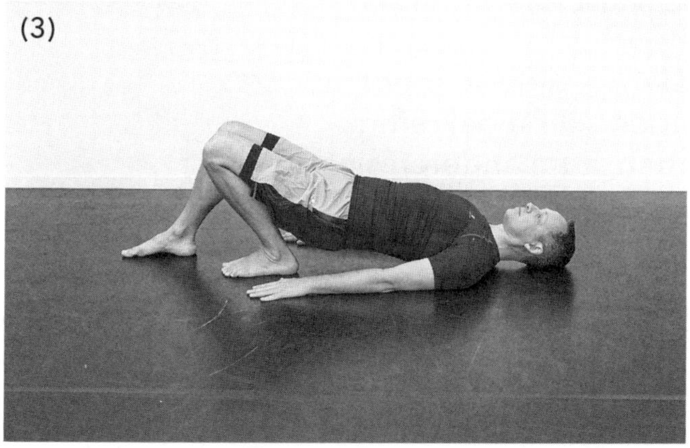

(4)

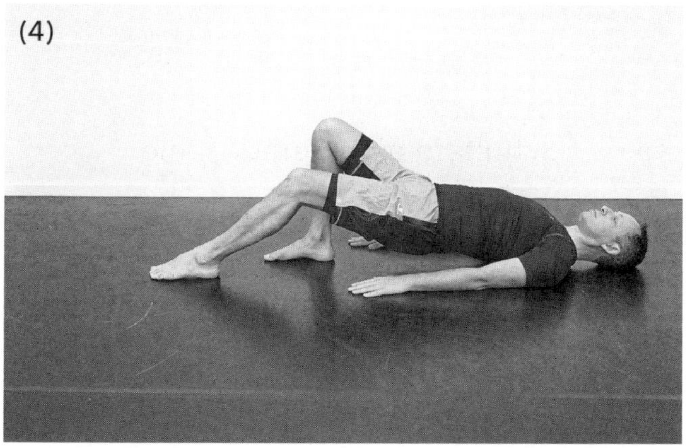

(2-4) Schieben Sie sich mit den Füßen weg und bewegen Sie den Körper auf diese Weise in Richtung Kopf. Dann ziehen Sie sich mit den Füßen wieder in die andere Richtung.

***Hinweis**: Halten Sie das Becken immer auf gleicher Höhe.*

Atmung

Regelmäßig

Wiederholungen

Acht Schritte vor und zurück

Übungen für Fortgeschrittene

Ich habe zu den Basis- und Aufbauübungen gesagt, dass Sie auch für Fortgeschrittene geeignet sind, vor allem wenn Sie verschiedene Handpositionen ausprobieren und die fortgeschrittene Krabbelhaltung einnehmen. Worin unterscheiden sich also die Übungen für Fortgeschrittene? Zum einen sind sie anstrengender für Ihre Muskeln und Ihre Gelenke, die Sie aber mit Hilfe der Basis- und Aufbauübungen schon gekräftigt beziehungsweise vorbereitet haben. Zum anderen sind manche dieser Übungen komplexer und verlangen mehr Koordination als die vorigen.

1. Advanced Crawl

Oberschenkel- und Armmuskulatur

Ausrüstung: Keine

(1)

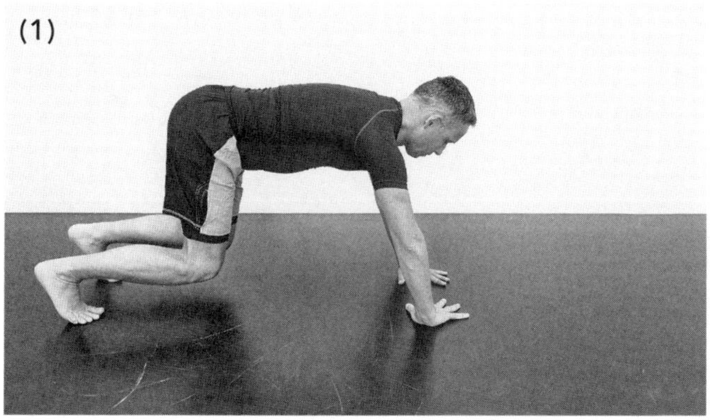

(2)

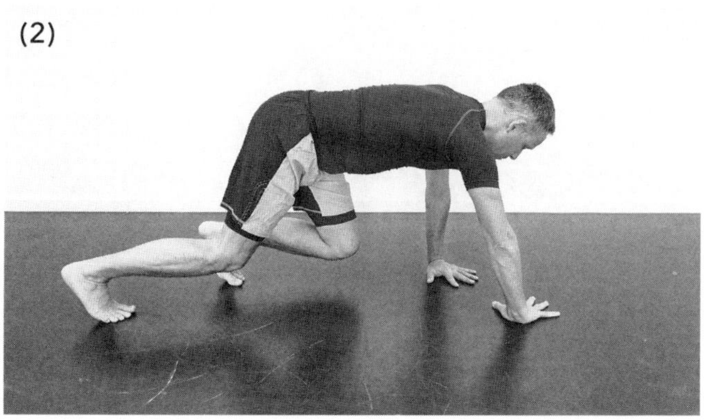

(3)

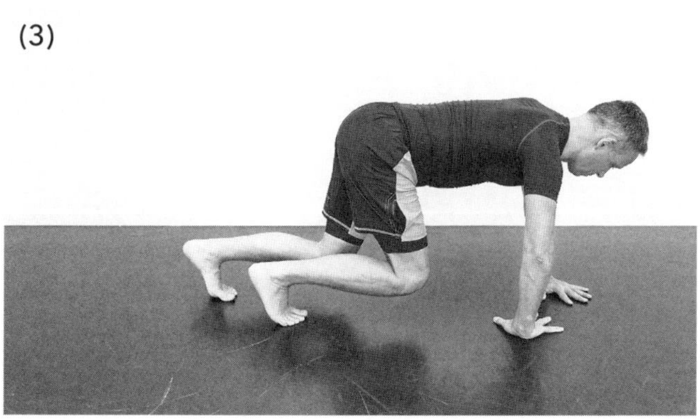

Ausgangsstellung:
(1) Fortgeschrittene

(2-3) Wie beim Simple Crawl heben Sie je einen Arm und den gegenüberliegenden Fuß und machen kleine Schritte nach vorne.

***Beachten Sie:** Halten Sie die Wirbelsäule in Ihrer natürlichen Krümmung wie in der Ausgangsstellung.*

Atmung

Atmen Sie beim Hochheben ein und beim Aufsetzen aus.

Wiederholungen

Krabbeln Sie für ein bis zwei Minuten

2. Cross Side Crawl

Brust- und Armmuskulatur

Ausrüstung: Keine

(1)

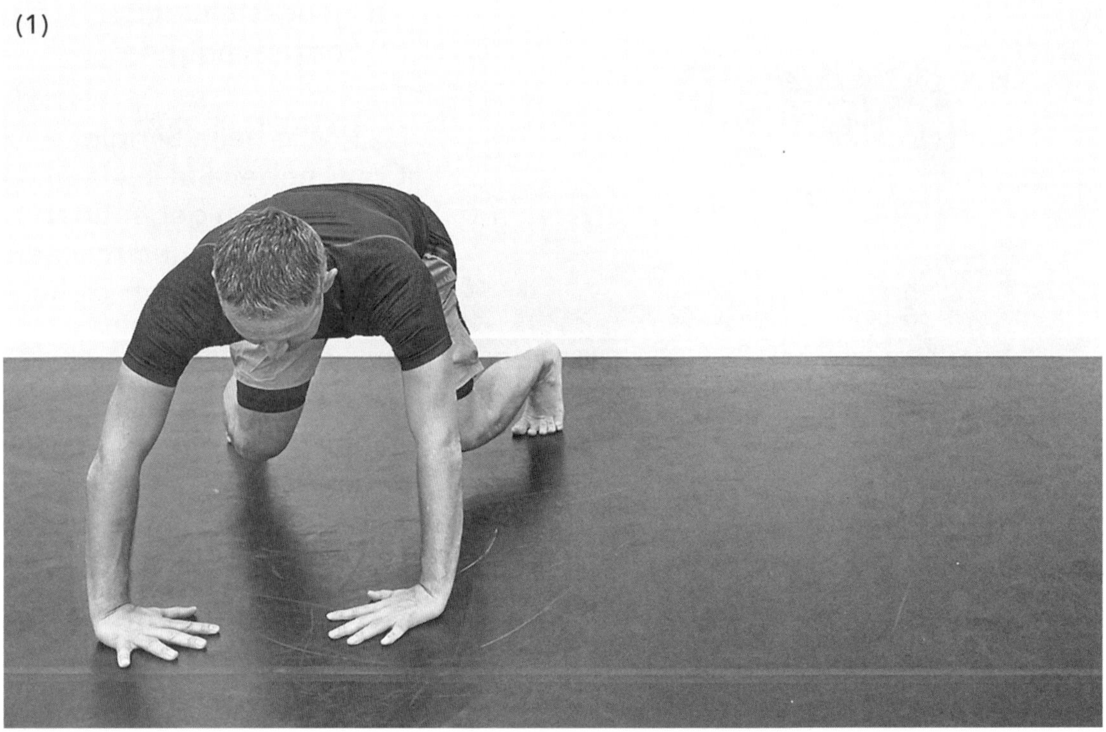

Ausgangsstellung: (1) Fortgeschrittene

(2)

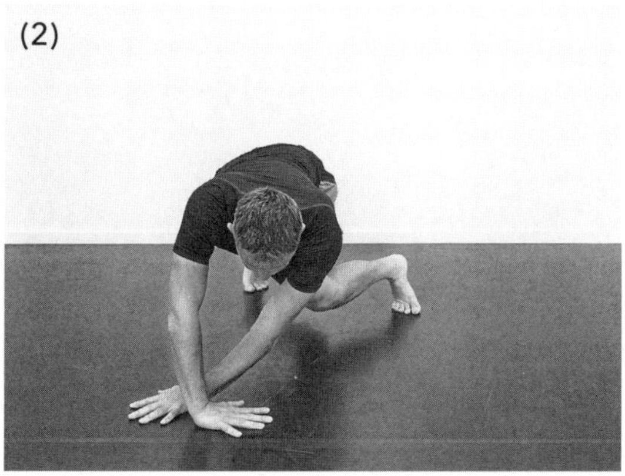

(3)

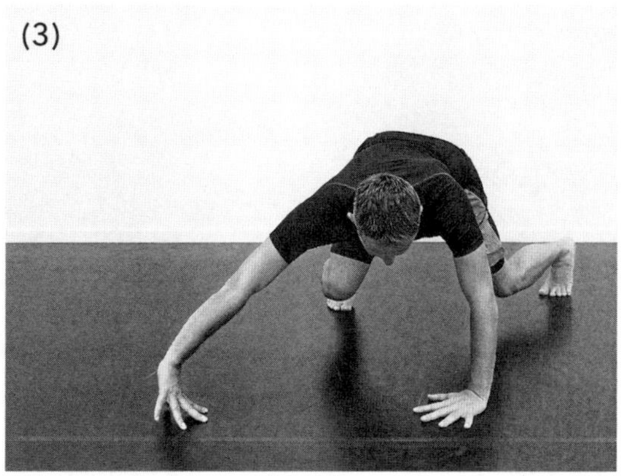

Bei dieser Übung krabbeln Sie seitwärts. (2) Kreuzen Sie den rechten Arm und das rechte Bein vor dem linken Arm und Bein. (3) Machen Sie nun mit dem linken Arm und dem linken Bein einen Schritt nach links, sodass die Überkreuzstellung wieder aufgelöst ist. Fangen Sie von vorne an und krabbeln Sie weiter seitwärts.

Atmung

Atmen Sie in der Ausgangsstellung ein und beim Kreuzen beziehungsweise beim seitlichen Schritt aus.

Wiederholungen

Acht in jede Richtung

3. Advanced Front Slide

Brustmuskulatur, Armmuskulatur, Bauchmuskulatur, Hüftbeuger, Oberschenkelmuskulatur

Ausrüstung: Sliding-Pads oder Handtuch

(1)

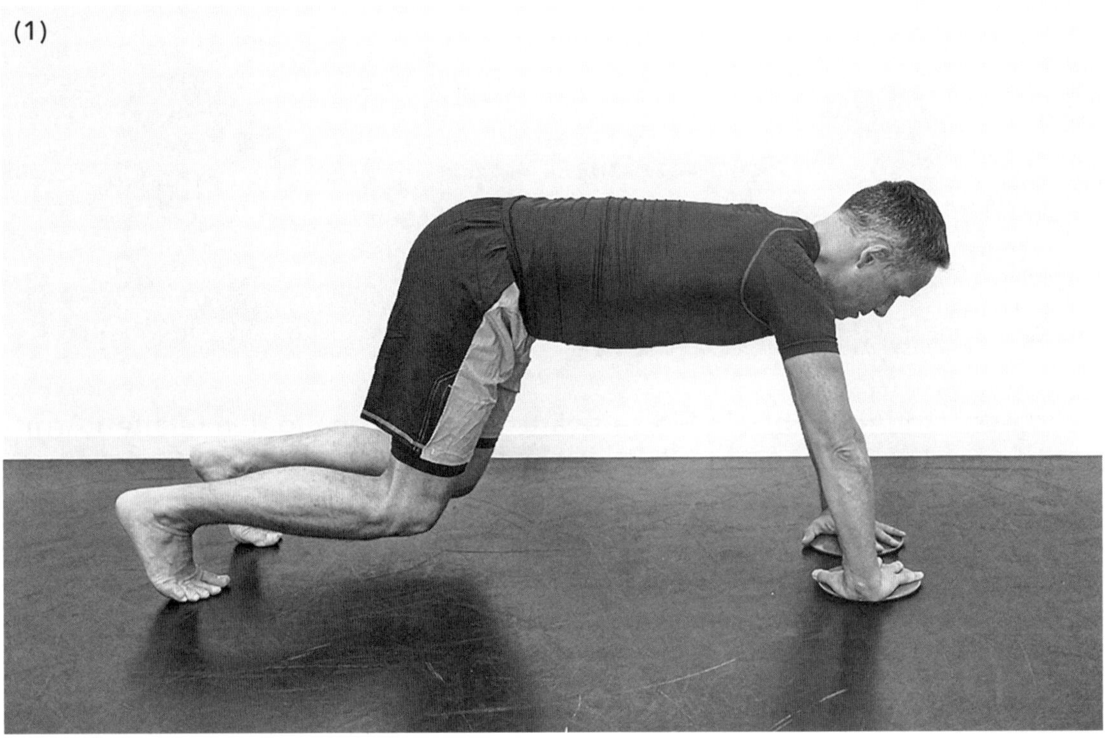

Ausgangsstellung: (1) Fortgeschrittene

(2)

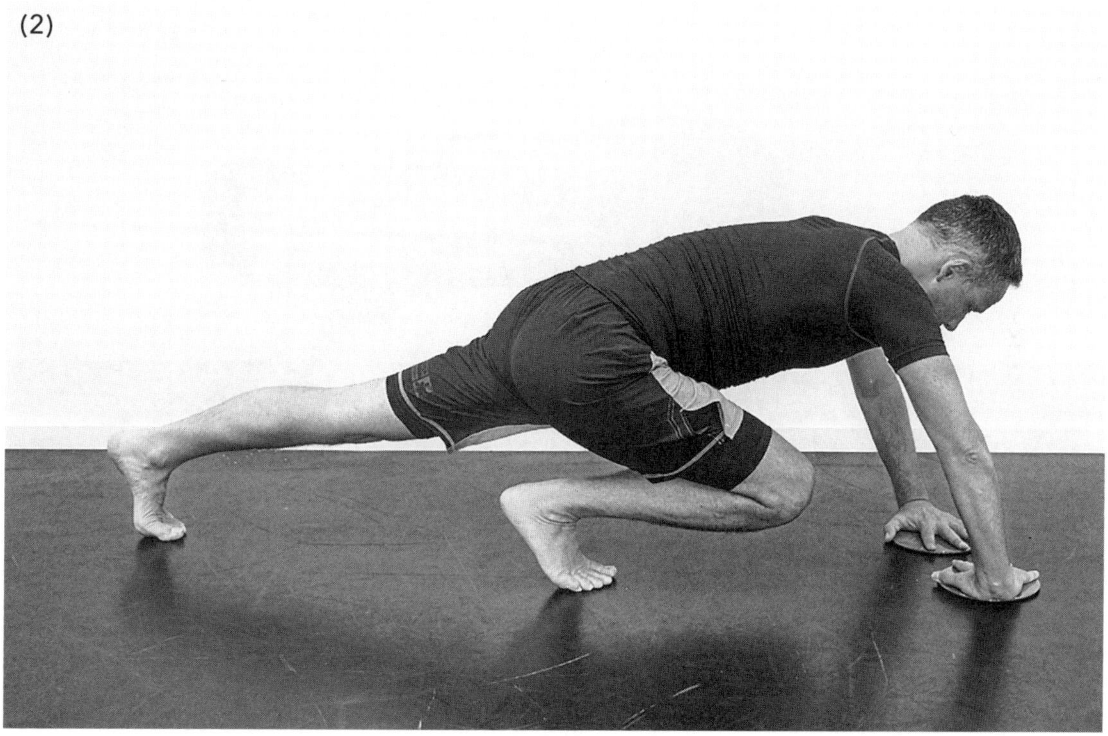

(2) Verlagern Sie Ihr Gewicht auf den linken Fuß und steigen Sie mit dem rechten Bein nach vorne. Die Hände rutschen in der Bewegung mit. Verlagern Sie Ihr Gewicht nun nach rechts und steigen Sie mit dem linken Bein nach, sodass Sie einen Schritt weiter vorne wieder in die Ausgangsstellung zurückkommen.

Atmung

Atmen Sie beim Sliden aus und in der Ausgangsstellung ein.

Wiederholungen

Acht bis zehn pro Seite

4. Caterpillar Bend Legs

Bauchmuskulatur

Ausrüstung: vier Sliding Pads oder Handtücher für Hände und Füße, für die Hände können Sie auch Liegestützgriffe nehmen.

(1)

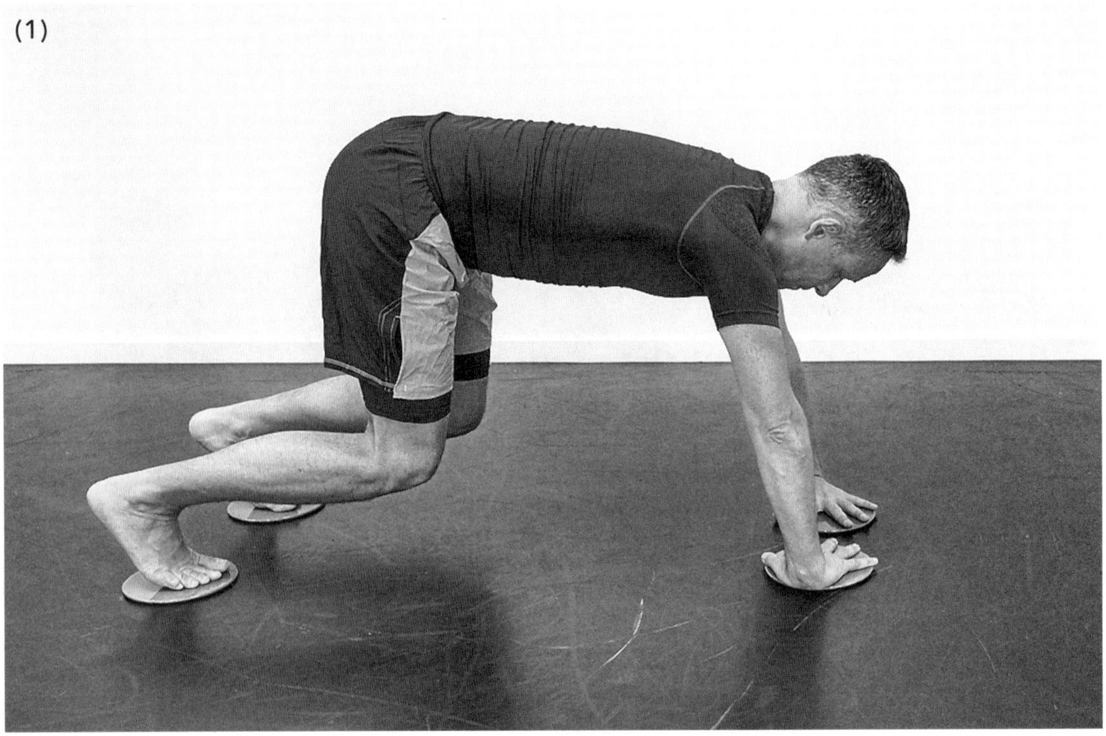

Ausgangsstellung: (1) Fortgeschrittene

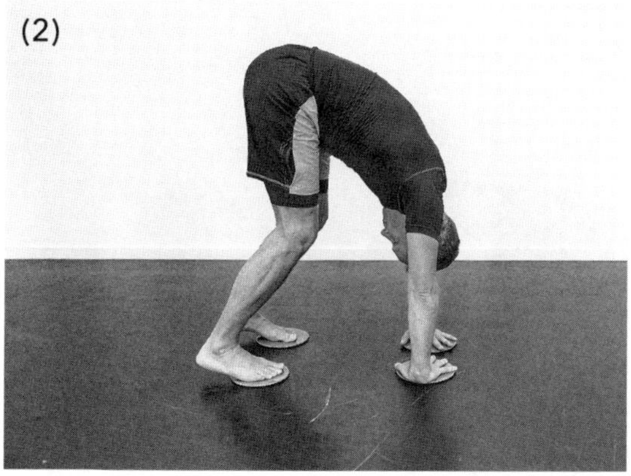

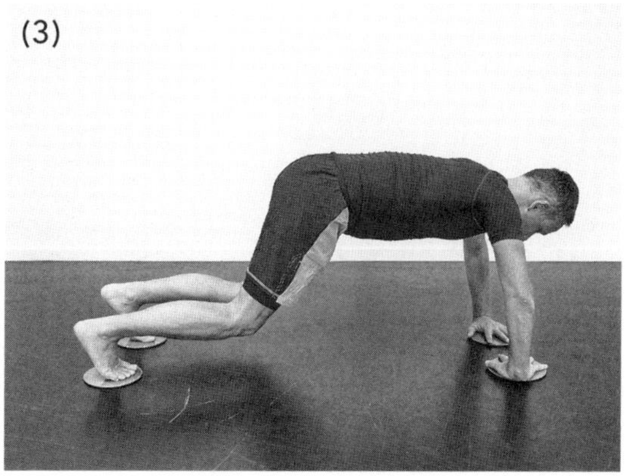

(2) Spannen Sie die Bauchmuskeln stark an und ziehen Sie die Füße in die Richtung der Hände, sodass sich das Becken hebt. (3) Dann drücken Sie die Füße in den Boden, sodass Sie sich auf den Händen nach vorne schieben, bis Sie wieder in der Ausgangsposition stehen.

***Hinweis**: Ihre Ellbogen und Knie bleiben über die ganze Übung hinweg leicht gebeugt.*

Atmung

Atmen Sie in der Ausgangsstellung ein, beim Zusammenziehen aus und beim Vorschieben wieder ein.

Wiederholungen

Vier bis sechs

Variation

Caterpillar Straight Legs (Seite 112-113)

5. Caterpillar Straight Legs

Bauchmuskulatur

Ausrüstung: vier Sliding Pads oder Handtücher für Hände und Füße, für die Hände können Sie auch Liegestützgriffe nehmen.

(1)

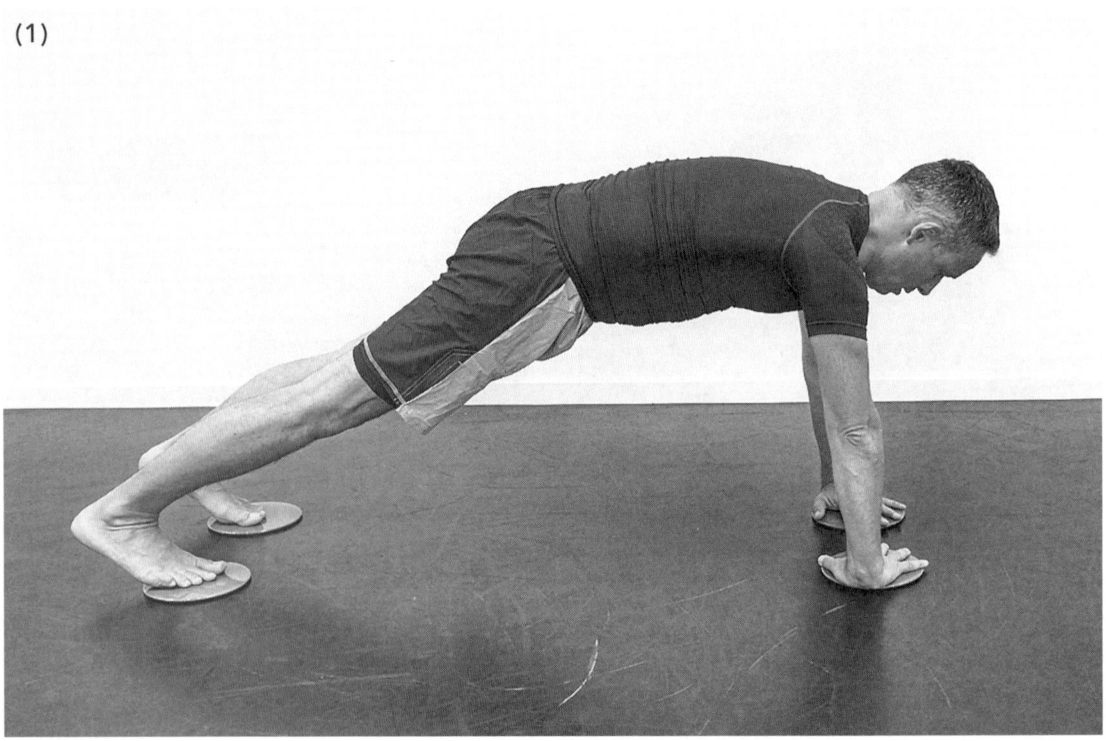

Ausgangsstellung: (1) Liegestützposition, jedoch unter Beibehaltung der natürlichen Krümmung der Brust- und Lendenwirbelsäule. Die Knie sind gestreckt, die Ellbogen leicht gebeugt.

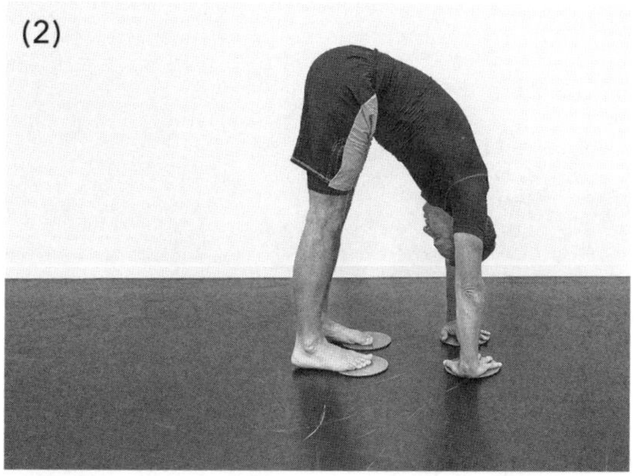

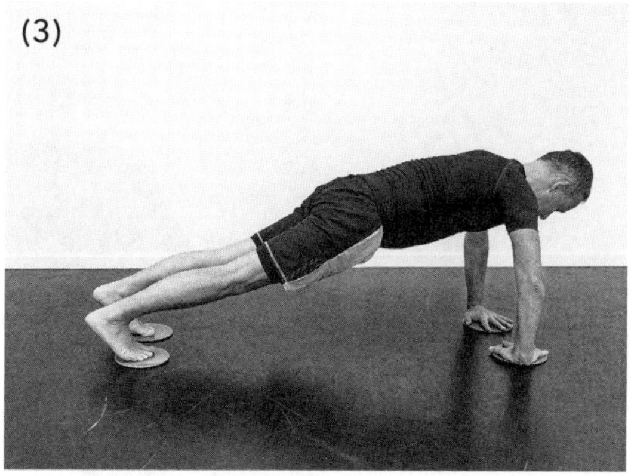

(2) Spannen Sie die Bauchmuskeln stark an und ziehen Sie die gestreckten Beine in die Richtung der Hände, sodass sich das Becken hebt. (3) Dann drücken Sie die Füße in den Boden, sodass Sie sich auf den Händen nach vorne schieben, bis Sie wieder in der Ausgangsposition stehen.

***Hinweis**: Ihre Ellbogen bleiben, wenn möglich, über die ganze Übung hinweg leicht gebeugt und Ihre Knie bleiben gestreckt.*

Atmung

Atmen Sie in der Ausgangsstellung ein, beim Zusammenziehen aus und beim Vorschieben wieder ein.

Wiederholungen

Vier bis sechs

Variation

Caterpillar Bend Legs
(Seite 110-111)

6. Squat Crawl

Oberarmmuskulatur, Bauchmuskulatur

Ausrüstung: Handtuch

(1)

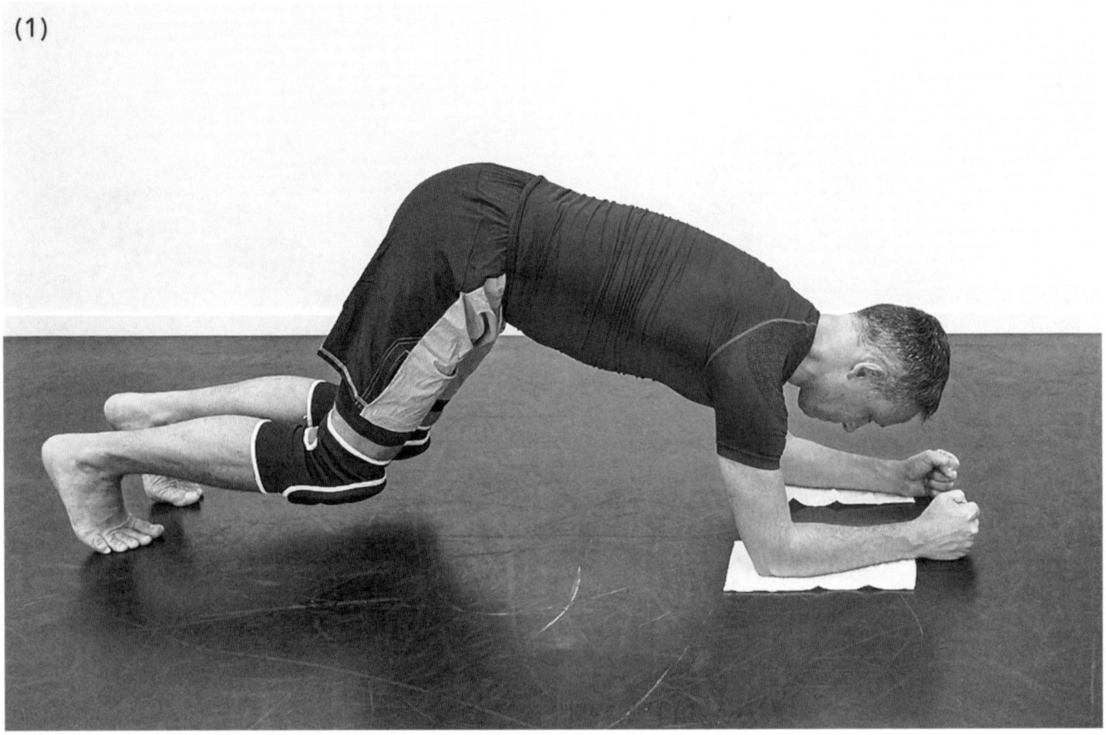

Ausgangsstellung: (1) Fortgeschrittene, die Knie sind etwas tiefer gebeugt, Arme im Unterarmstütz mit Handtuch.

(2)

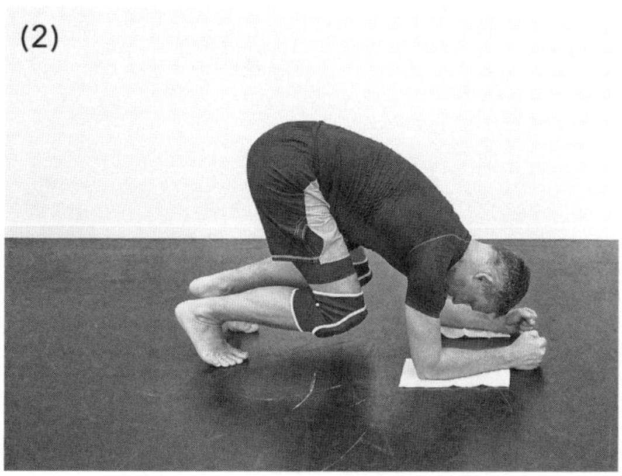

(3)

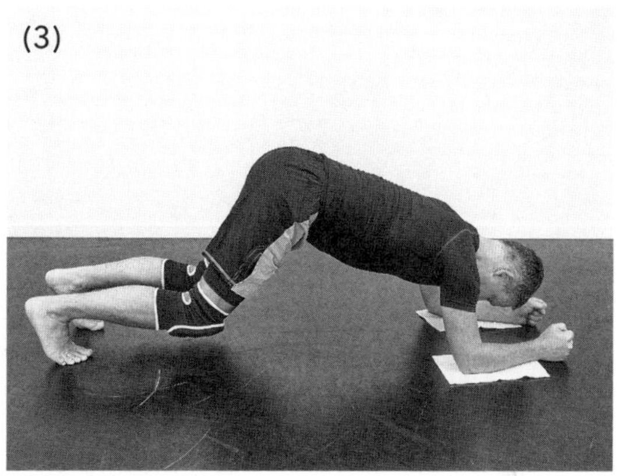

(2) Verlagern Sie das Gewicht auf die Arme und ziehen Sie zu den Beinen, sodass Sie das Becken leicht nach oben schieben. (3) Dann schieben Sie Ihre Arme und den Oberkörper weiter nach vorne weg in die Ausgangsposition.

Atmung

Atmen Sie in der Ausgangsstellung ein, beim Zusammenziehen aus und beim Vorschieben wieder ein.

Wiederholungen

Vier bis sechs

7. Extended Cross Slide

Adduktoren, Abduktoren, Rotation der Wirbelsäule, seitliche Rumpfmuskulatur

Ausrüstung: Sliding Pads oder zwei Handtücher für die Füße

(1)

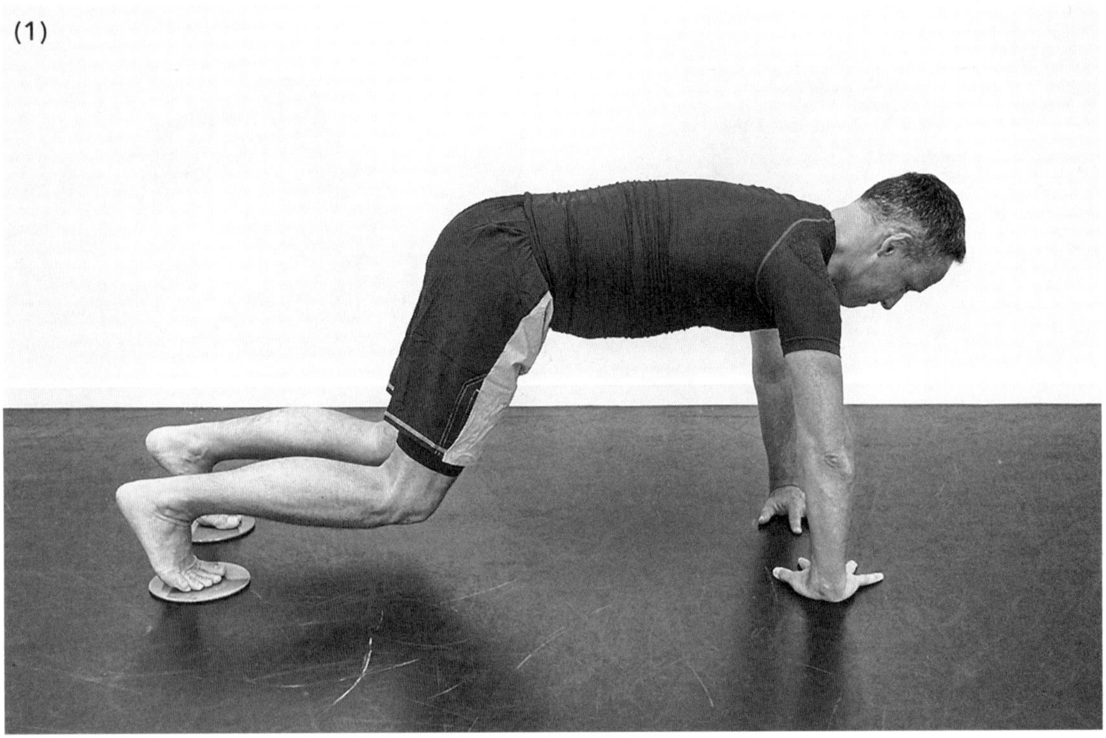

Ausgangsstellung: (1) Fortgeschrittene

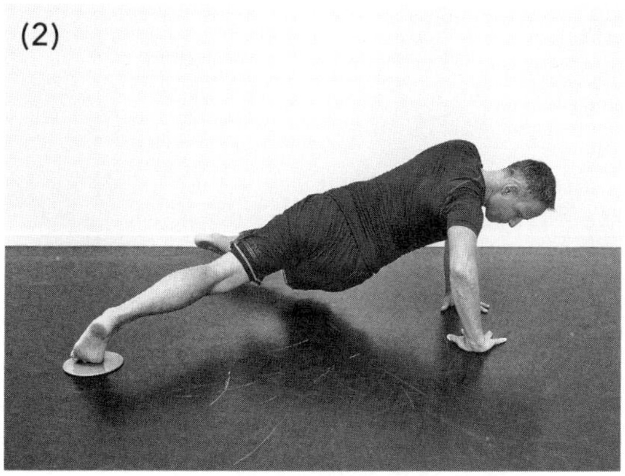

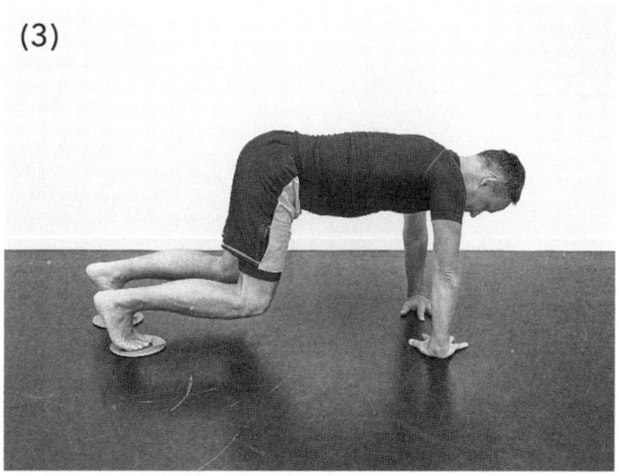

(2) Kreuzen Sie Ihre Beine, indem Sie das linke Bein am rechten vorbei zur Seite und das rechte Bein nach hinten strecken. Dadurch dreht sich Ihr Becken nach links und Ihre Wirbelsäule verschraubt sich. (3) Kommen Sie zurück in die Ausgangsposition und wechseln Sie die Seite.

Hinweis: *Ihre Bauchmuskulatur muss immer aktiv sein, um die Wirbelsäule nicht zu irritieren.*

Atmung

Atmen Sie in der Ausgangsstellung ein und beim Cross Slide aus.

Wiederholungen

Acht bis zehn auf jeder Seite

8. Ground Climber

Oberschenkelmuskulatur, Oberarmmuskulatur

Ausrüstung: Keine

(1)

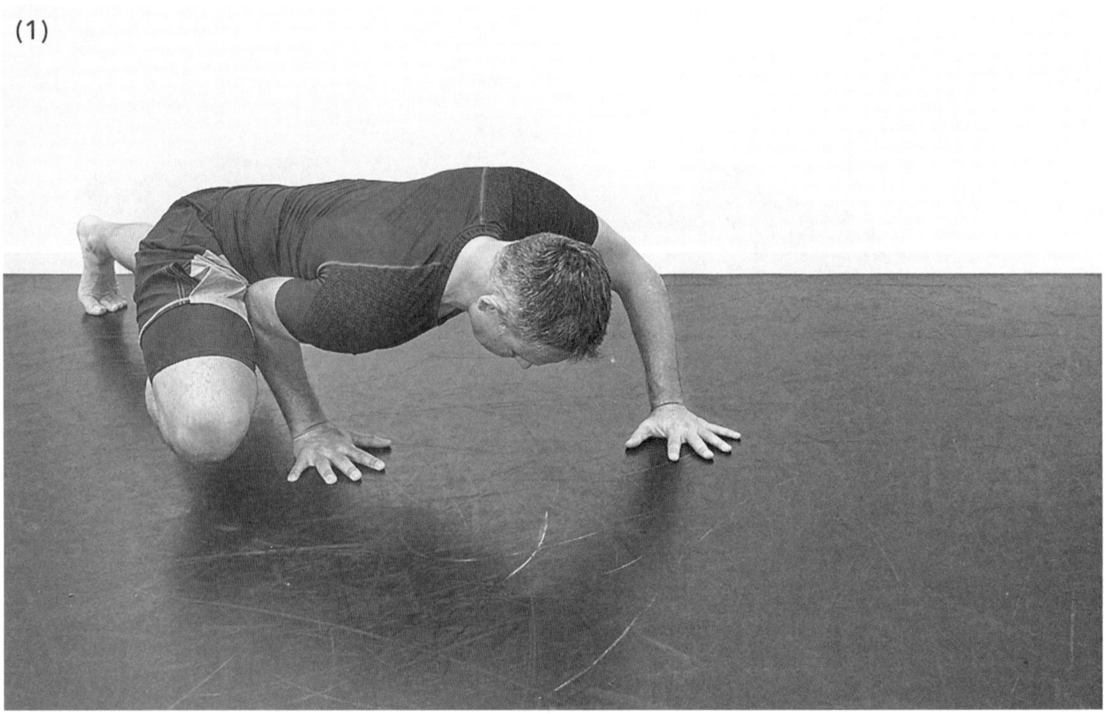

Ausgangsstellung: Bei dieser Übung krabbeln Sie mit dem Rumpf näher am Boden als sonst. Stellen Sie sich vor, Sie müssten auf einem geneigten Untergrund nach oben klettern. (1) Ausgehend von der Liegestützposition ziehen Sie das gebeugte rechte Bein so weit neben dem Oberkörper nach oben, wie Sie können. Der rechte Arm ist ebenfalls gebeugt, der Ellbogen berührt die rechte Leiste. Der linke Arm dient der seitlichen Unterstützung.

(2)

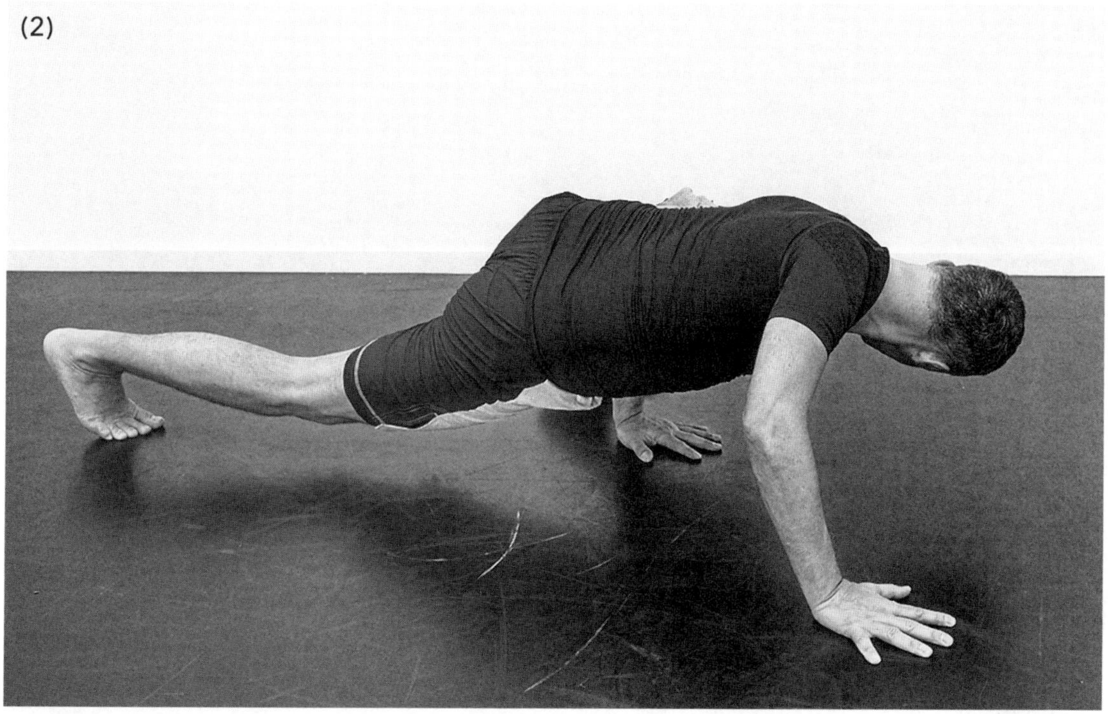

(2) Drücken Sie sich mit dem rechten Fuß nach vorne ab, legen Sie die rechte Hand weiter vorne auf den Boden. Gleichzeitig ziehen Sie das linke Knie an den Oberkörper. Nun befinden Sie sich wieder in der Ausgangstellung, nur verkehrt herum.

Hinweis: *Richten Sie den Kopf immer zum gebeugten Bein.*

Atmung

Regelmäßig

Wiederholungen

Acht bis zehn

9. Hovering Crawl

Oberarmmuskulatur, vor allem Trizeps

Ausrüstung: Keine

(1)

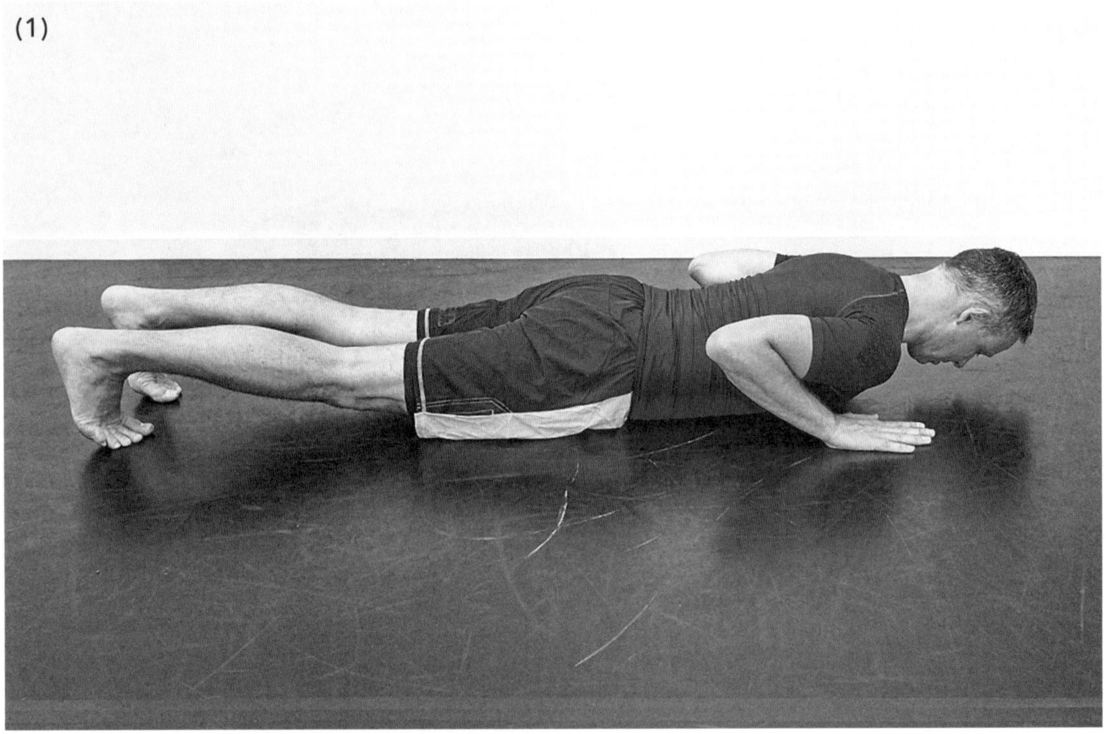

Ausgangsstellung: (1) Bauchlage mit angehobenem Kopf, die Füße sind aufgestellt und maximal angezogen, die Handflächen liegen in etwa auf Schulterhöhe am Boden.

(2)

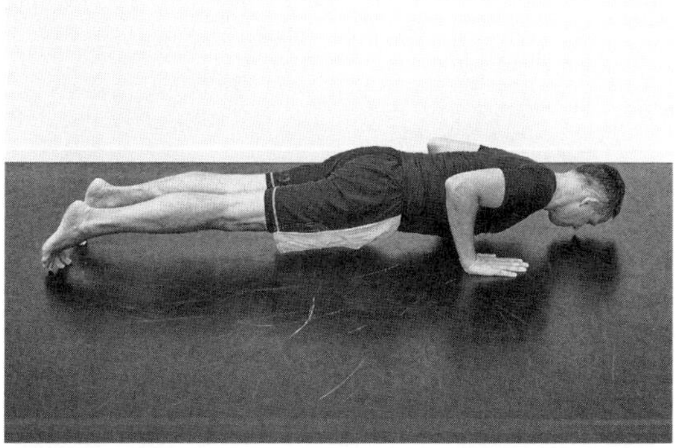

(3)

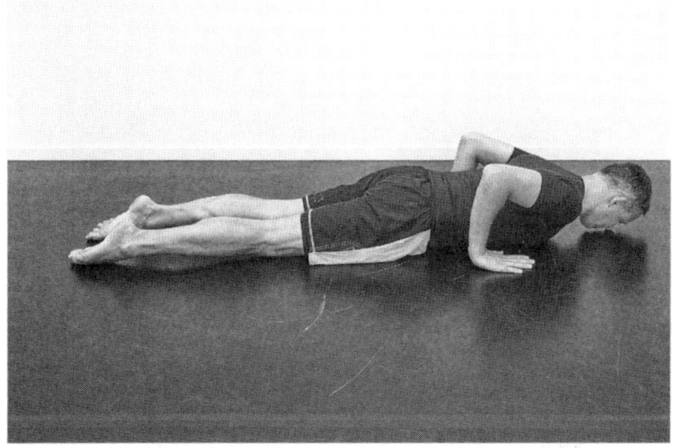

(2) Drücken Sie Ihren ganzen Körper mit den Händen hoch, Ihr ganzes Gewicht lastet auf den Händen und auf den Zehenspitzen. (3) Schieben Sie sich nun ein kleines Stück nach vorne und legen Sie Ihren Körper wieder am Boden ab. Bringen Sie Ihre Füße und Ihre Hände wieder in die Ausgangsstellung.

***Hinweis**: Die Muskulatur Ihres gesamten Körpers ist stark angespannt. Diese Übung beansprucht den Trizeps stark, achten Sie darauf, ihn nicht zu überlasten.*

Atmung

Atmen Sie in der Ausgangsstellung ein und beim Hoch- und Vordrücken aus.

Wiederholungen

Vier bis sechs

10. Roundabout

Gleichgewicht und Koordination, seitliche Rumpfmuskulatur

Ausrüstung: Keine

(1)

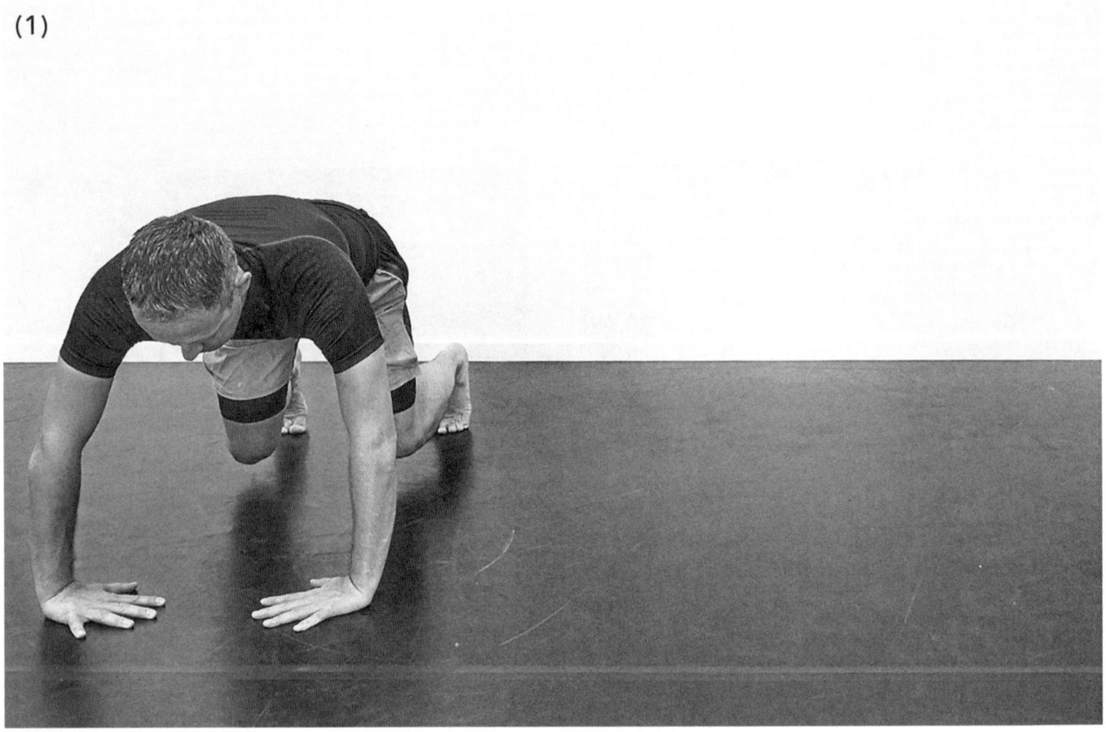

Ausgangsstellung: (1) Fortgeschrittene

Atmung

Atmen Sie, wenn beide Hände und Füße am Boden sind, ein und während der Bewegung aus.

Wiederholungen

Zwei bis vier pro Seite

Empfehlung

Die Intensität ist umso höher, je langsamer Sie die Übung ausführen.

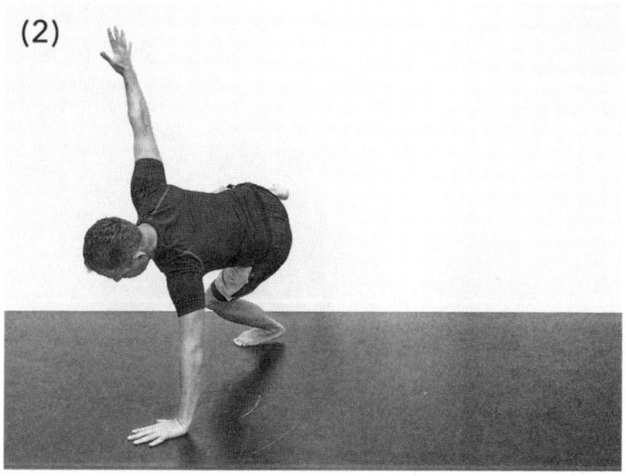

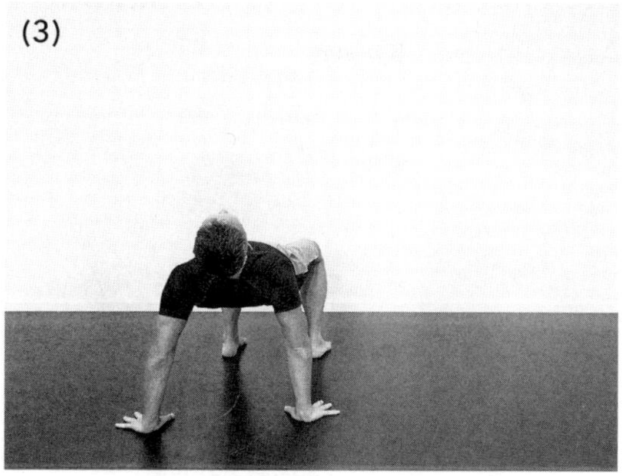

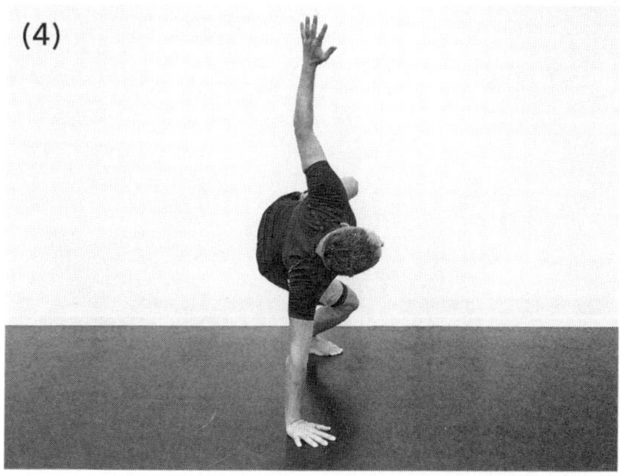

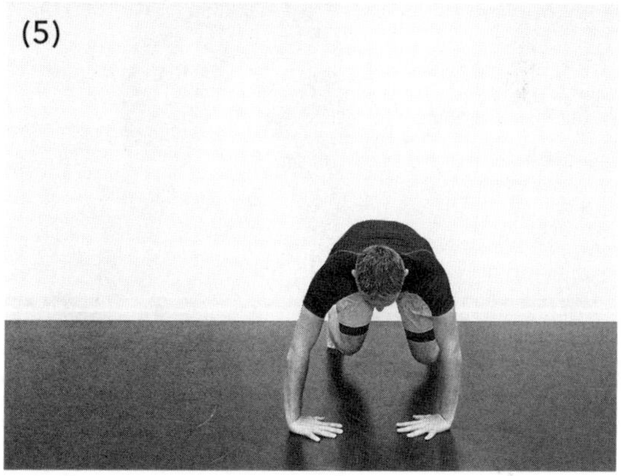

Bei dieser Übung führen Sie eine volle Drehung um die Längsachse Ihres Körpers aus. (2) Heben Sie das rechte Bein und den rechten Arme vom Boden hoch. (3) Vollenden Sie die erste halbe Drehung, sodass Sie in der umgekehrten Ausgangsstellung landen. (4) Verlagern Sie nun das Gewicht auf die rechte Seite, heben Sie das linke Bein und den linken Arm und (5) vollenden Sie die Drehung, sodass Sie wieder in der Ausgangsstellung landen.

***Hinweis:** Achten Sie darauf, dass Ihre Bauchmuskulatur immer angespannt ist.*

11. Wall Roll

Gleichgewicht und Koordination

Ausrüstung: Keine

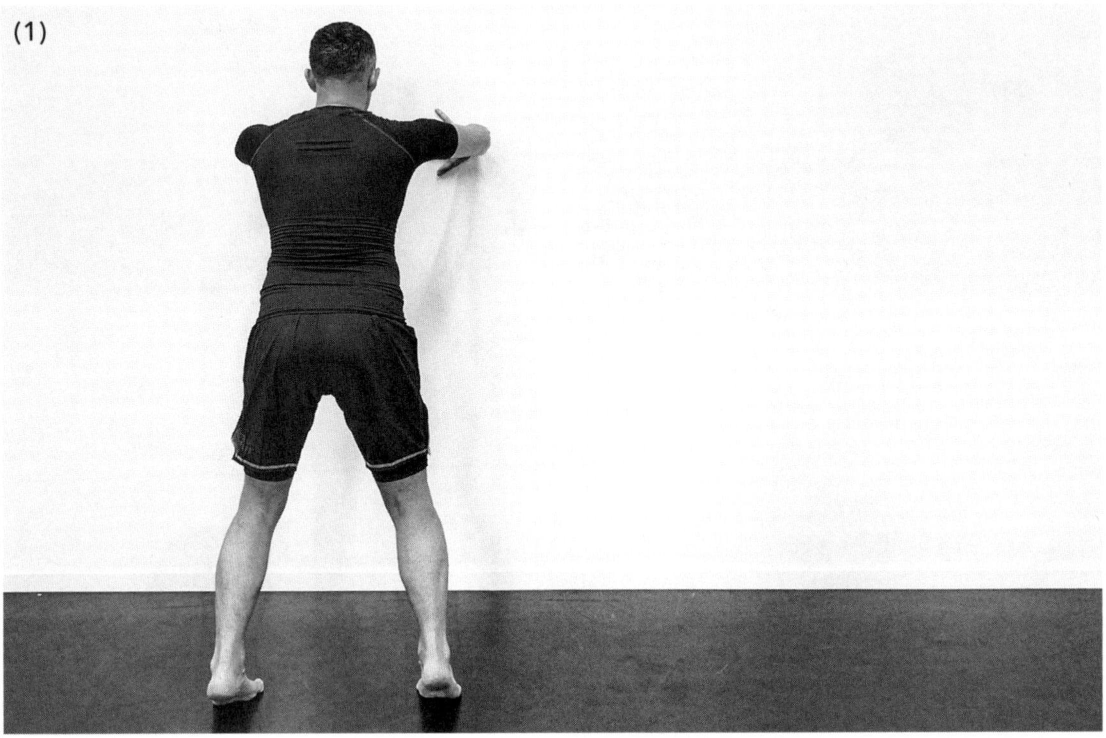

Ausgangsstellung: (1) Die Handposition ist die Basisposition, nur an eine Wand gelehnt. Die Wirbelsäule befindet sich in ihrer natürlichen Krümmung. Die Füße stehen etwas breiter als hüftbreit. Knie und Ellbogen sind leicht gebeugt. Die Fersen sind angehoben.

Atmung

Atmen Sie beim Heben von Arm und Bein ein und beim Absetzen aus.

Wiederholungen

Zwei bis vier in jede Richtung

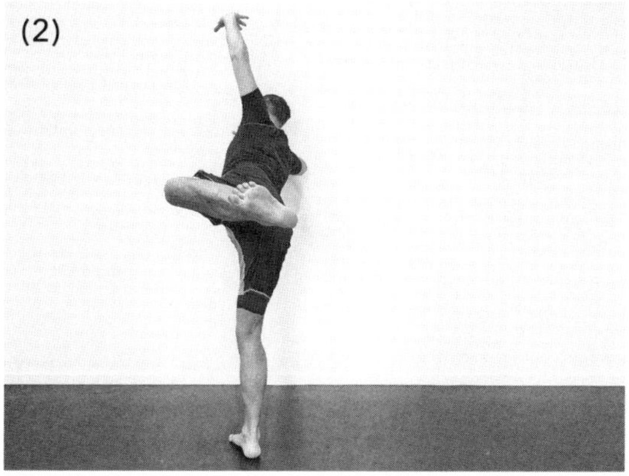

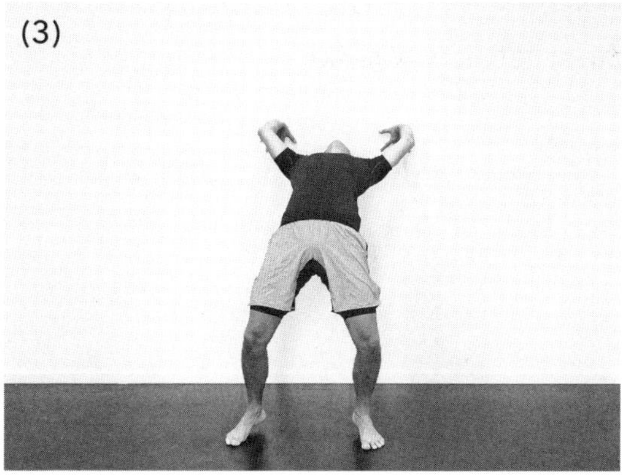

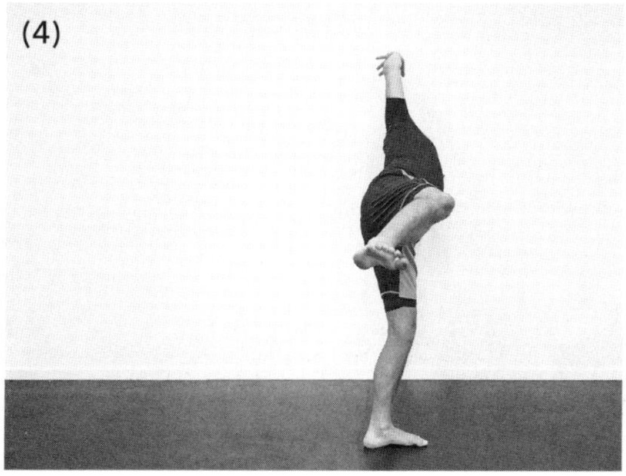

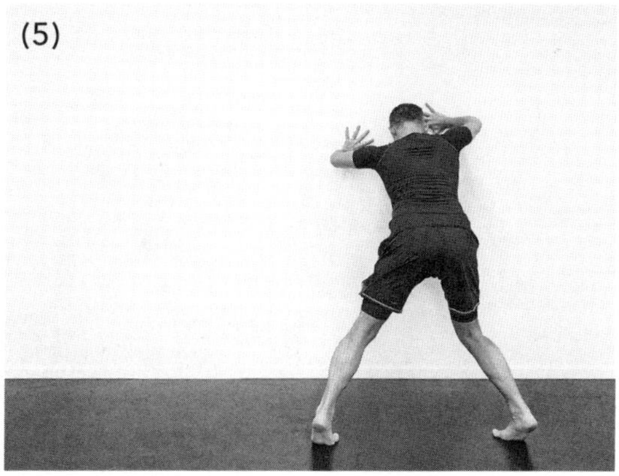

(2) Sie drehen sich nun entlang ihrer Längsachse an der Wand entlang, indem Sie zunächst den linken Arm und das linke Bein nach hinten heben, drehen Sie dabei den Oberkörper mit. (3) Drehen Sie sich weiter, bis Sie in der umgekehrten Ausgangsposition rückwärts zur Wand lehnen. (4) Heben Sie nun den rechten Arm und das rechte Bein und (5) drehen Sie sich wieder weiter, bis Sie in die Ausgangsstellung zurück kommen.

Hinweis: *Lassen Sie Ihre Bauchmuskulatur angespannt und halten Sie die Halswirbelsäule gerade.*

12. Inverted Wall Crawl

Armmuskulatur, Brustmuskulatur

Ausrüstung: Keine

(1)

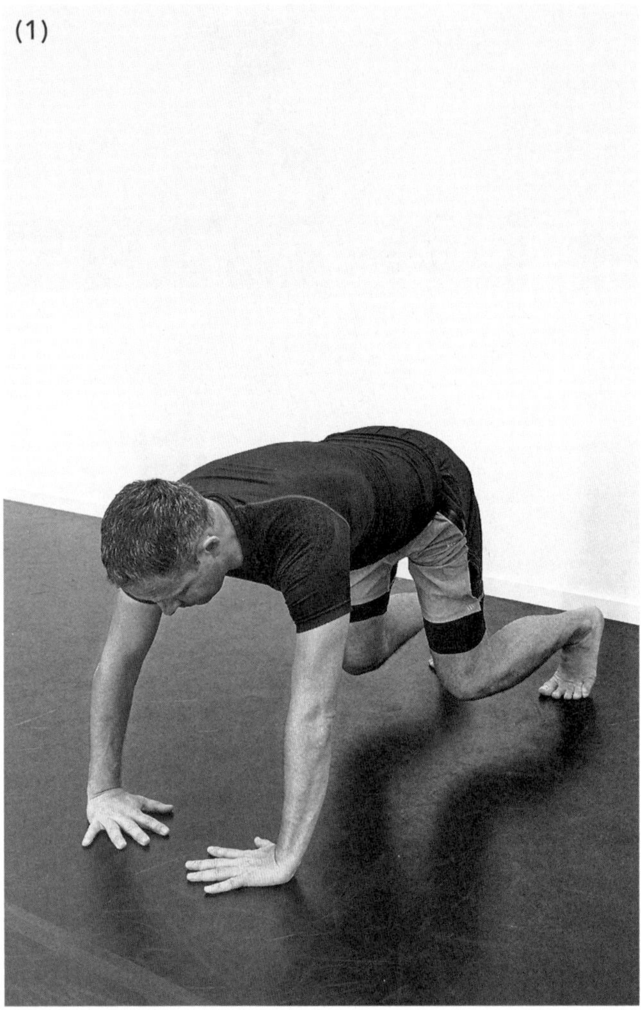

Ausgangsstellung: (1) Einfache

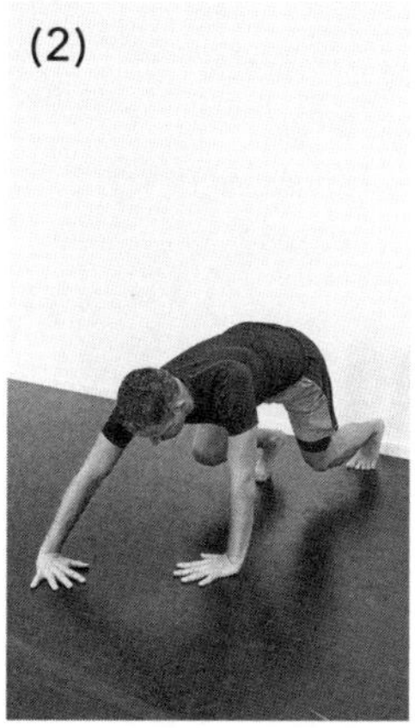

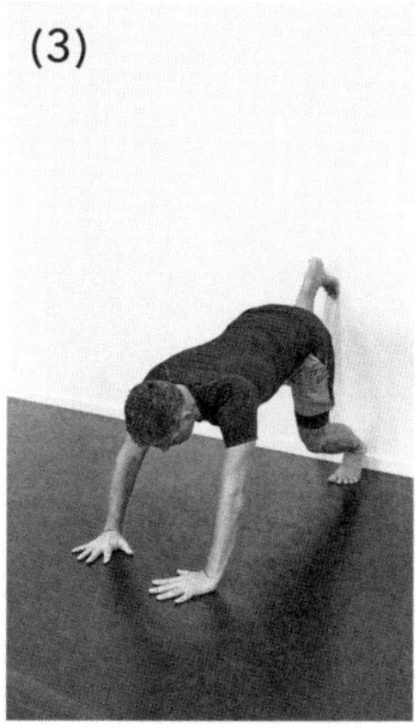

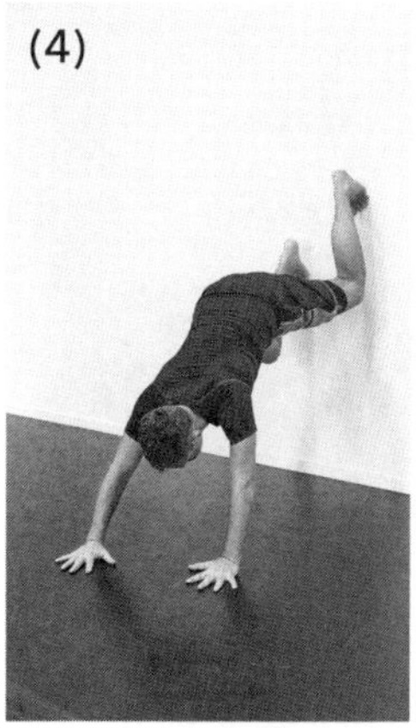

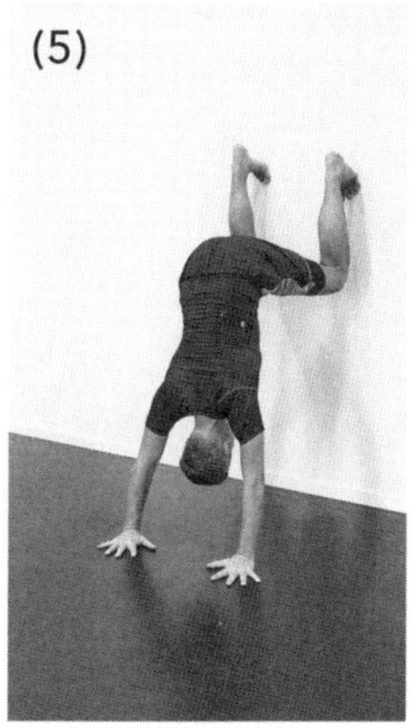

(2) Krabbeln Sie rückwärts auf eine Wand zu und (3-5) weiter die Wand hoch, bis Ihre Armen ungefähr in einer Linie mit Ihrem Becken sind. Die Knie bleiben die ganze Zeit gebeugt. Krabbeln Sie dann langsam wieder zurück in die Ausgangsstellung.

***Hinweis**: Halten Sie Ihre Bauchmuskulatur angespannt und behalten Sie die natürliche Krümmung der Wirbelsäule bei.*

Atmung

Atmen Sie beim Hochheben von Arm und Bein ein und beim Absetzen aus.

Wiederholungen

Zwei bis vier Mal hinauf und hinunter krabbeln

13. Wall Run

Armmuskulatur

Ausrüstung: Keine

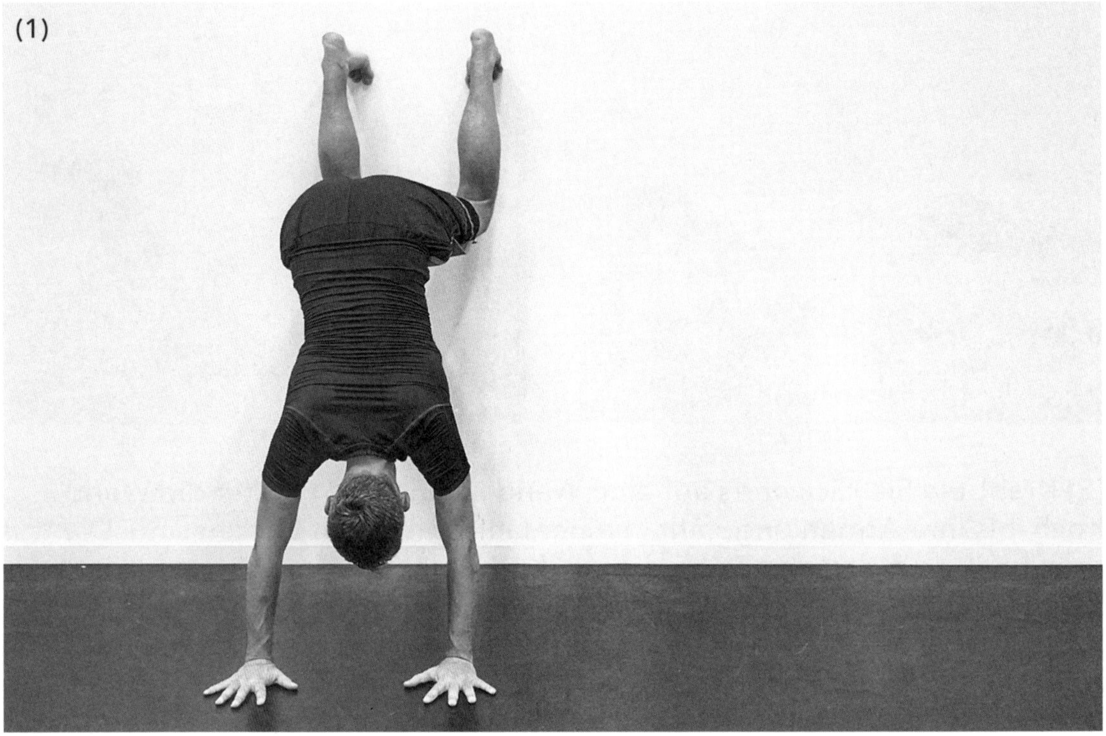

Ausgangsstellung: (1) Machen Sie zuerst die vorhergehende Übung, Inverted Wall Crawl, und halten Sie die Endposition. Das Becken ist in etwa in einer Linie über dem Schultergürtel.

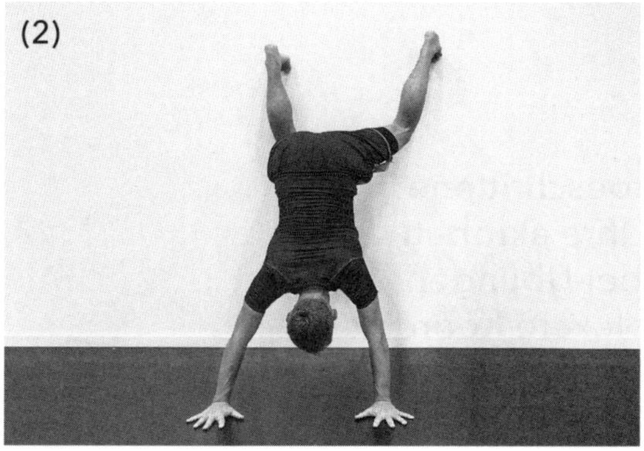

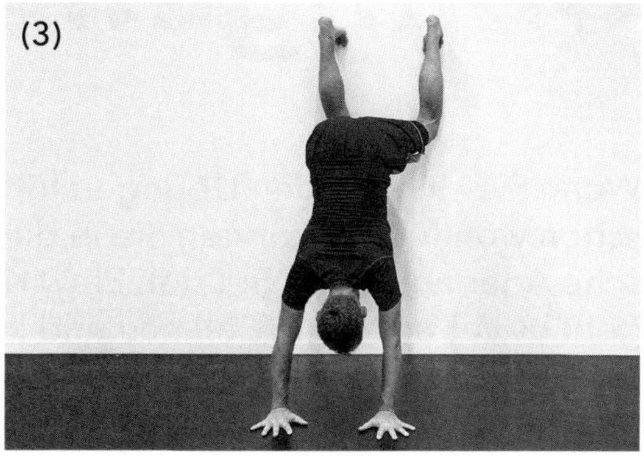

(2-3) Bewegen Sie sich nun seitlich der Wand entlang, indem Sie für einen Schritt zuerst den Fuß und dann die Hand der einen Seite vorrücken und dann mit der anderen Seite nachrücken.

Hinweis: *Behalten Sie die natürliche Krümmung der Wirbelsäule bei.*

Atmung

Gleichmäßig

Wiederholungen

Vier Schritte in jede Richtung

Flow Krabbel-Übungen

Wenn Sie sich mit den Übungen für Fortgeschrittene schon wohlfühlen, können Sie in diesen Ihre akrobatische Ader ausleben. Bei den Flow Krabbel-Übungen geht es vor allem um Balance und komplexere Koordination. Für die meisten dieser Übungen brauchen Sie Schwung. Das heißt vor allem, dass die Bewegungen im Fluss und ohne Unterbrechung ablaufen.

1. Flip Side Crawl

Rumpfmuskulatur, Armmuskulatur

Ausrüstung: Knieschoner

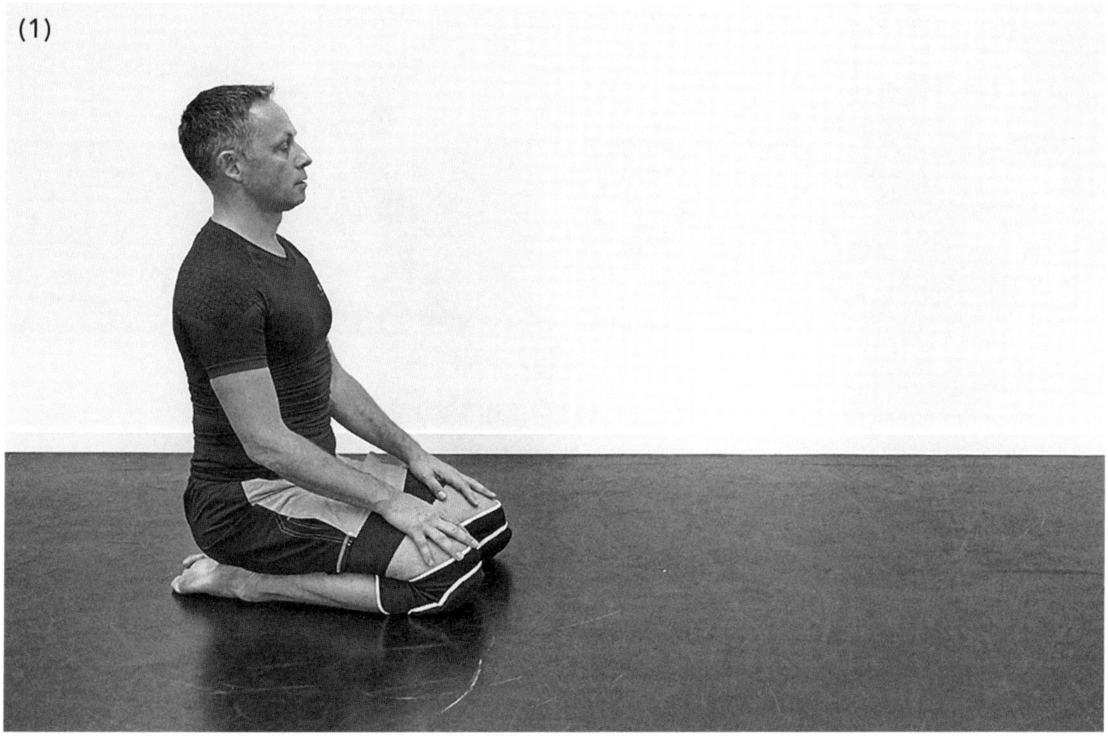

(1)

Ausgangsstellung: (1) Fersensitz mit geradem Rücken.

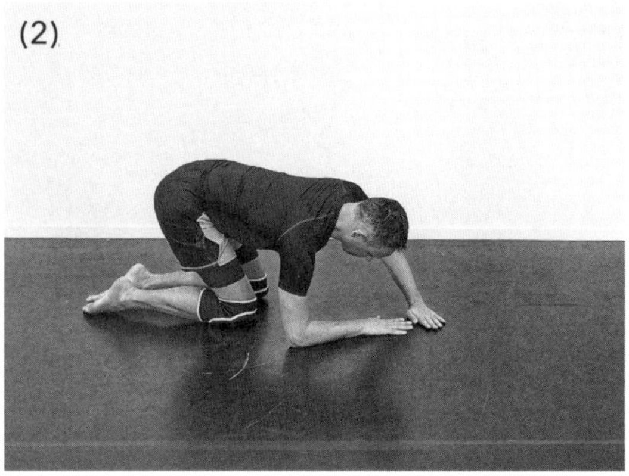
(2)

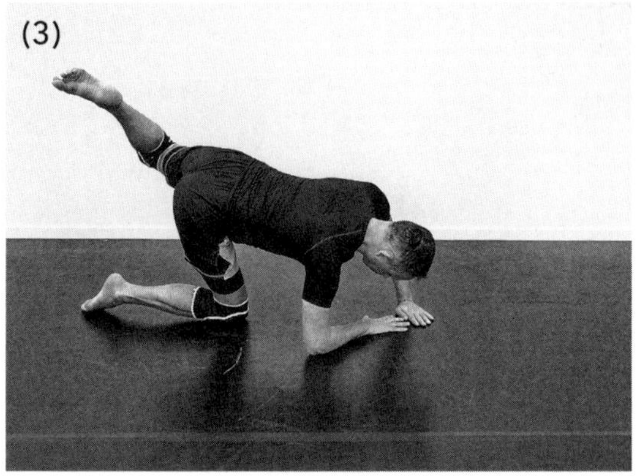
(3)

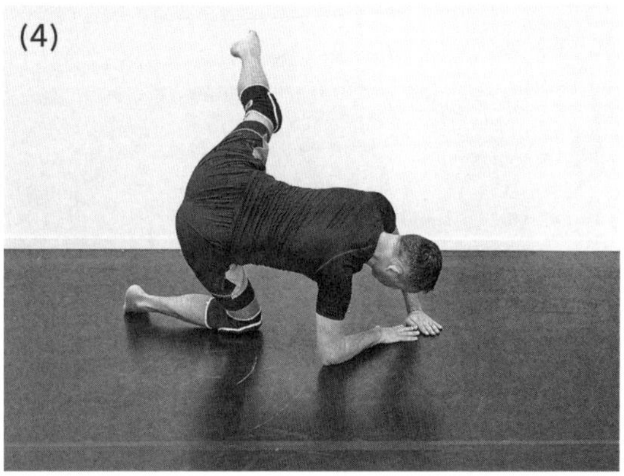
(4)

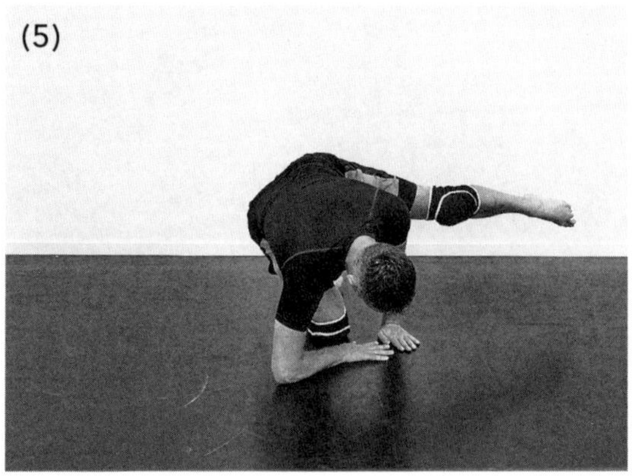
(5)

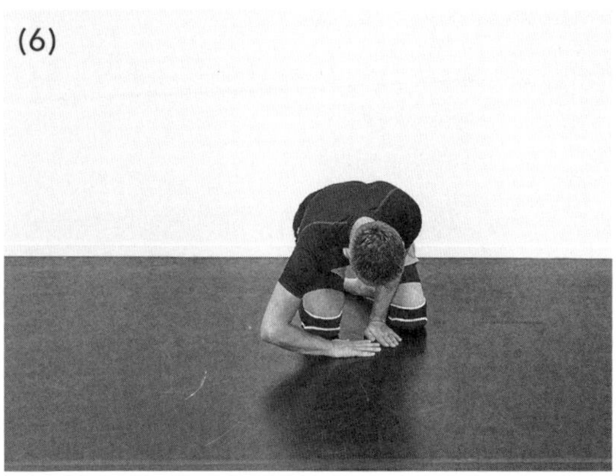
(6)

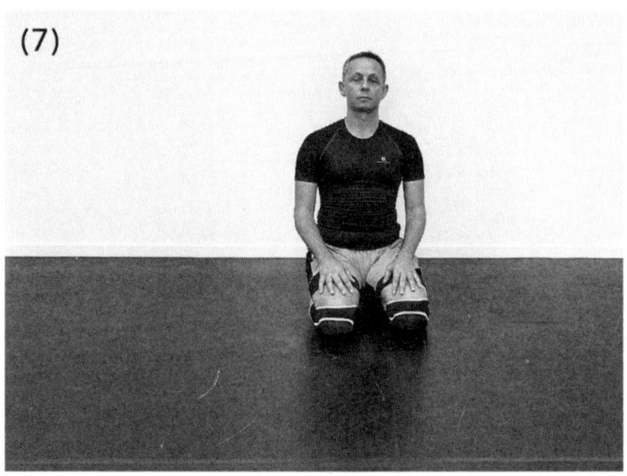
(7)

(2) Beugen Sie sich nach vorne, die linke Hand nimmt die Basisposition ein, der rechte Arm den Unterarmstütz. Verlagern Sie das Gewicht nach vorne auf die linke Hand und den rechten Unterarm. (3) Heben Sie mit Schwung Ihr linkes, gebeugtes Bein hoch und führen Sie es in der Luft einen Schritt weiter nach links, ohne es abzustellen. (4) Während das linke Bein noch in der Luft ist, ziehen Sie Ihr rechtes Knie im Neunzig-Grad-Winkel am Boden entlang. (5-6) Führen Sie das gebeugte linke Knie in einem Bogen zum Boden und stellen Sie es neben das rechte. (7) Richten Sie sich auf und kommen Sie so wieder in die Ausgangsstellung zurück.

Atmung

Atmen Sie in der Ausgangsstellung ein und während der Bewegung aus.

Wiederholungen

Sechs bis acht pro Seite

2. Flip Wheel

Gleichgewicht, Rumpfmuskulatur

Ausrüstung: Knieschoner

(1)

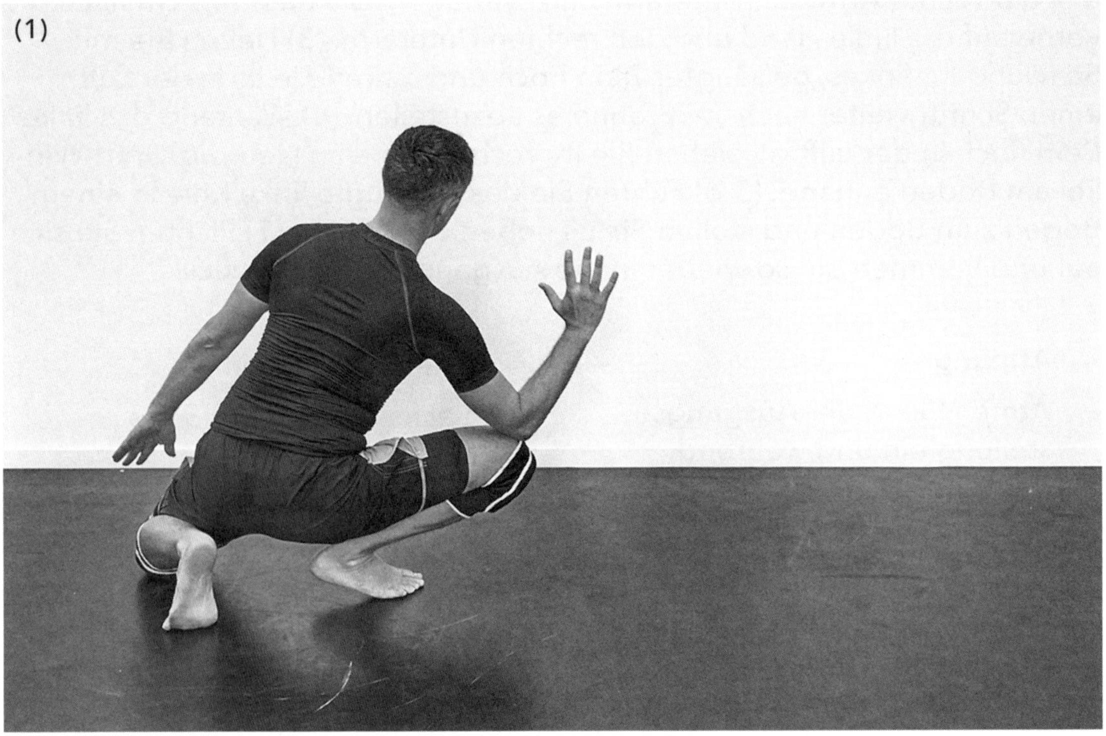

Ausgangsstellung: (1) Sie knien auf dem linken Knie, der linke Fuß ist dabei aufgestellt. Der rechte Fuß ist am Boden, der rechte Ellbogen gebeugt und liegt auf dem rechten Knie. Der linke Arm ist locker nach vorne gestreckt.

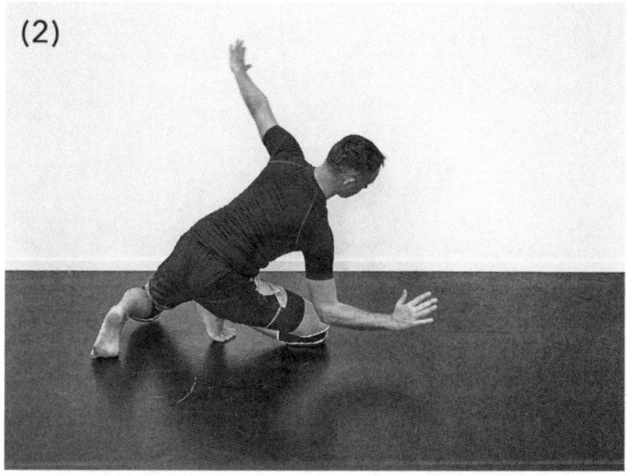

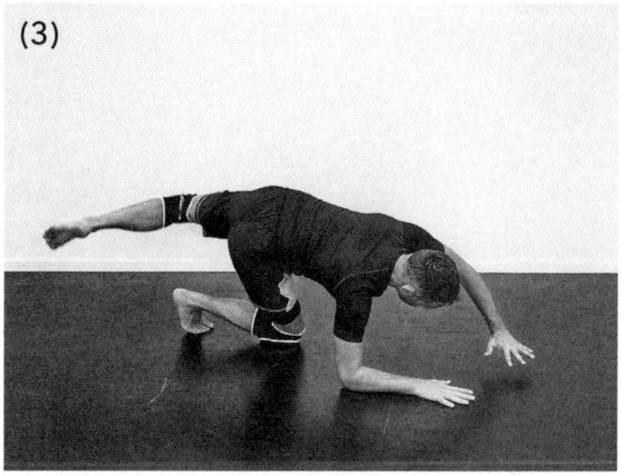

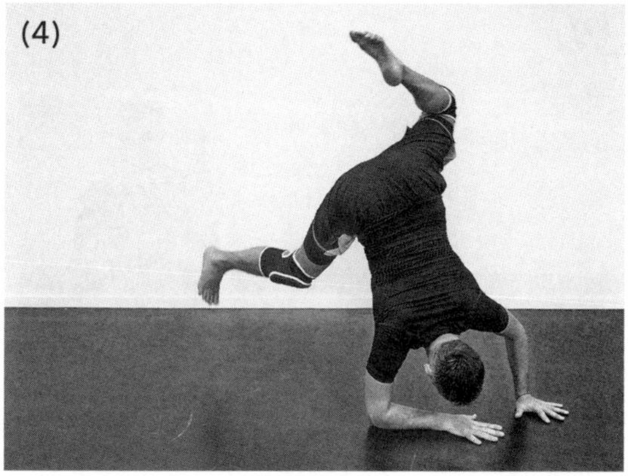

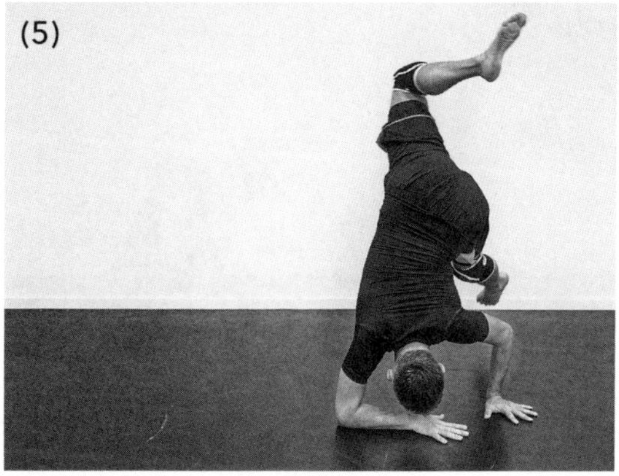

(2) Verlagern Sie das Gewicht auf den rechten Fuß, führen Sie das rechte Knie und den rechten Unterarm zum Boden. (3) Führen Sie die linke Hand neben die rechte und heben Sie das linke gebeugte Bein. (4) Sobald Sie mit Ihren Armen in einer stabilen Position sind, stoßen Sie sich mit dem rechten Fuß vom Boden ab. Beide Beine sind kurz in der Luft. (5) Bringen Sie Ihren linken Fuß zum Boden.

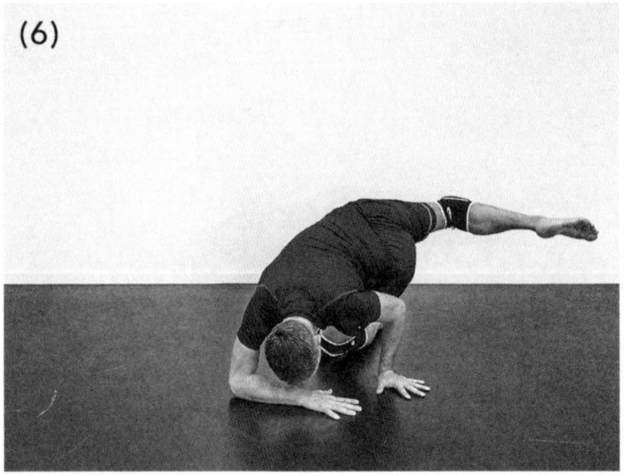
(6)

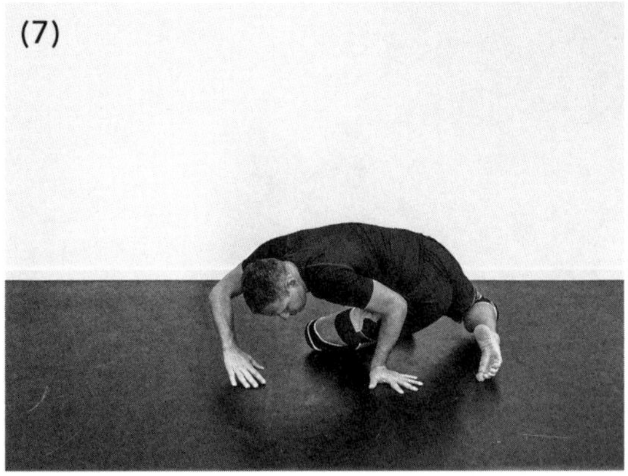
(7)

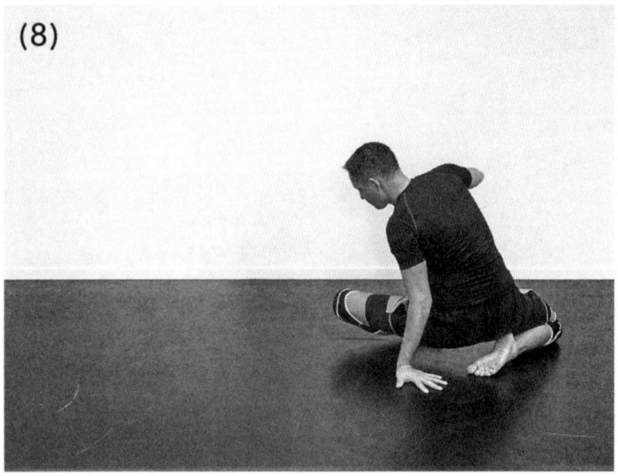
(8)

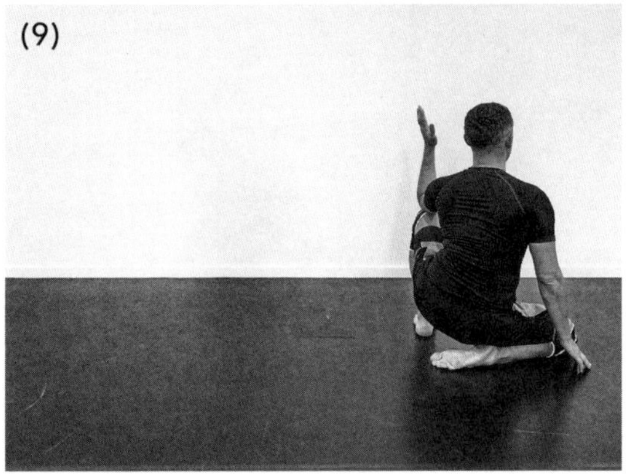
(9)

(6) Führen Sie das rechte Bein über das linke weiter, (7) bis es mit dem Rist auf dem Boden aufsetzt. Dabei kommt der Oberkörper in eine starke Seitneigung. (8) Drücken Sie sich mit den Armen ab und folgen Sie mit dem Oberkörper der Bewegung der Beine. (9) Sie knien nun auf dem rechten Knie. Stellen Sie den rechten Fuß auf. Ziehen Sie das linke Knie hoch, sodass Sie auf dem linken Fuß stehen und stützen Sie den linken Ellbogen auf das linke Knie. Sie sind nun in der Ausgangsstellung auf der anderen Seite.

***Hinweis**: Belassen Sie den Kopf in der Verlängerung der Wirbelsäule.*

Atmung

Atmen Sie in der Ausgangsstellung ein und während der Bewegung aus.

Wiederholungen

Sechs bis acht pro Seite

3. Low Side Lean Crawl

Seitliche Rumpfmuskulatur, seitliche Oberschenkelmuskulatur

Ausrüstung: Knieschoner

(1)

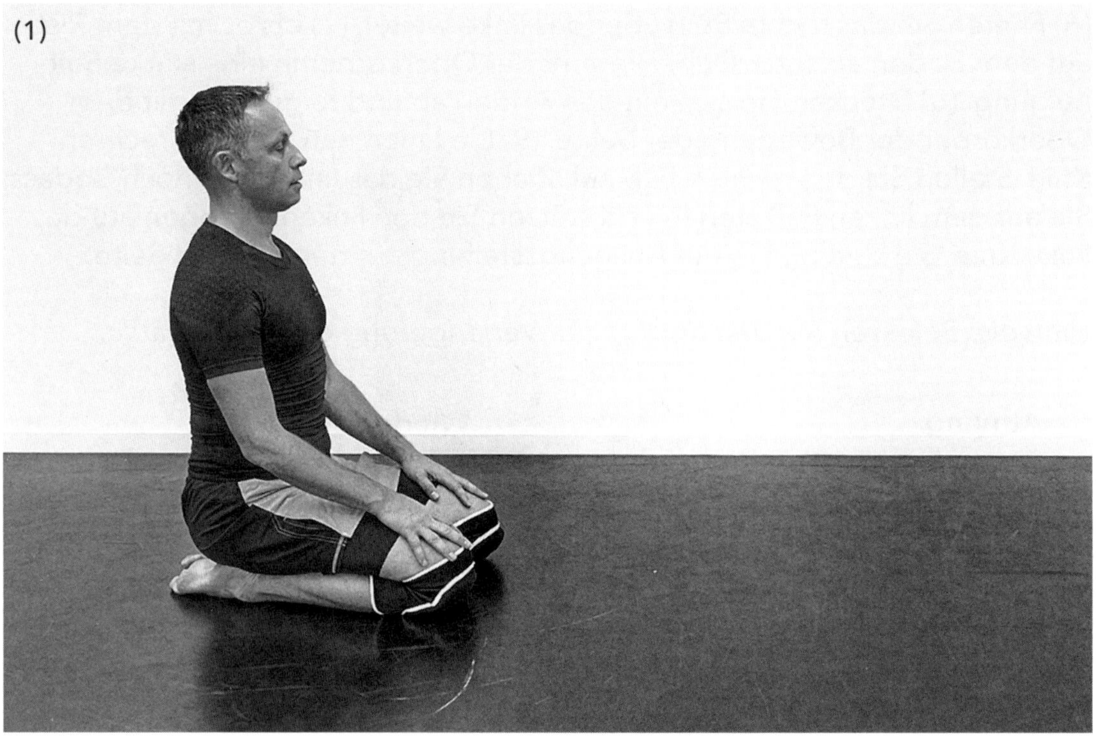

Ausgangsstellung: (1) Fersensitz

(2)

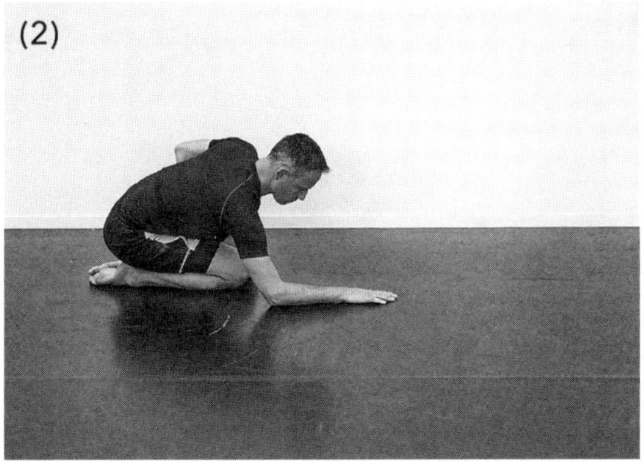

(3)

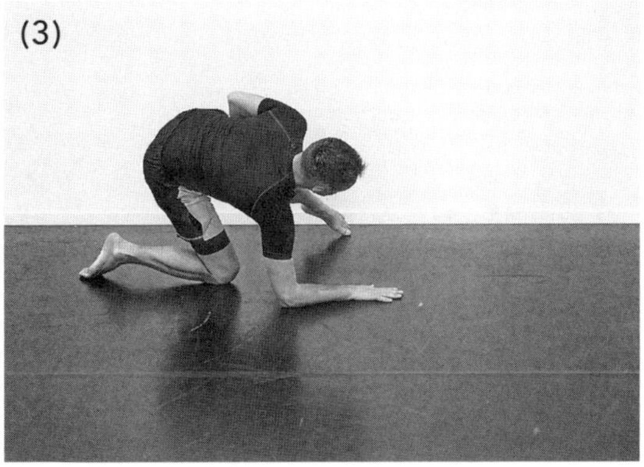

(4)

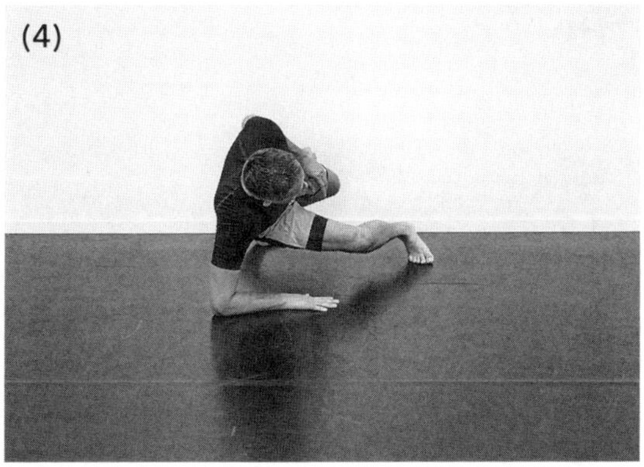

(5)

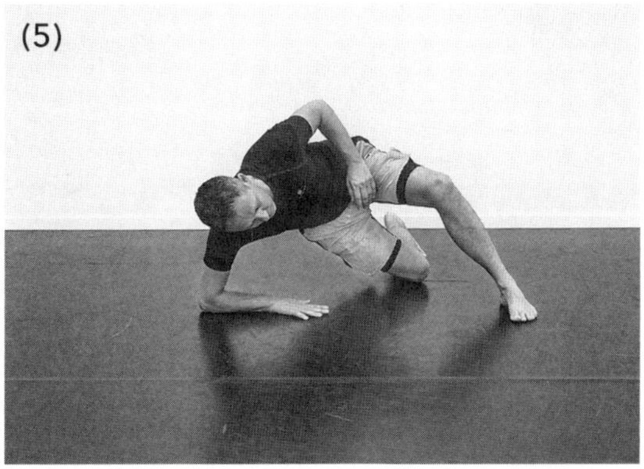

(6)

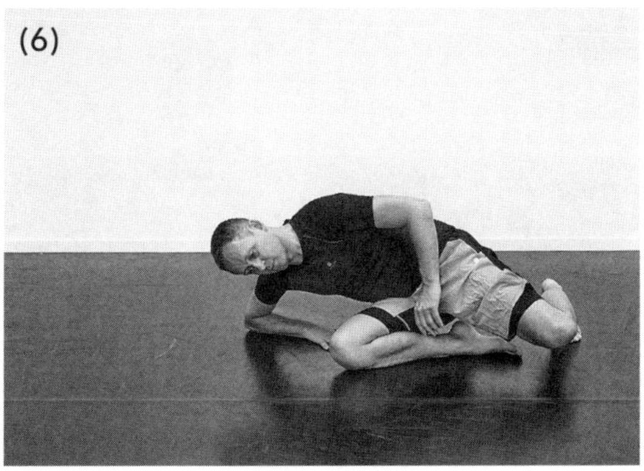

(7)

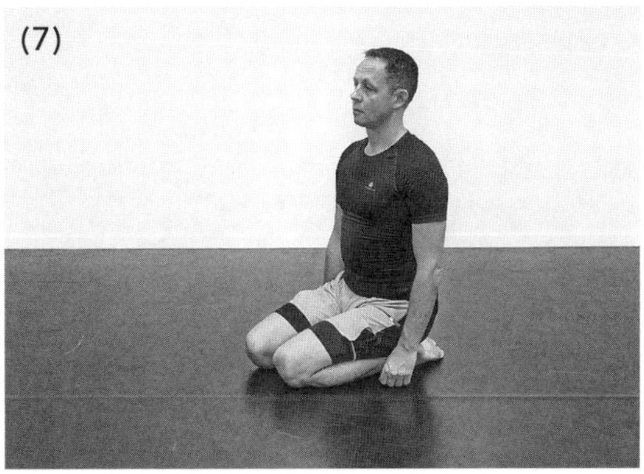

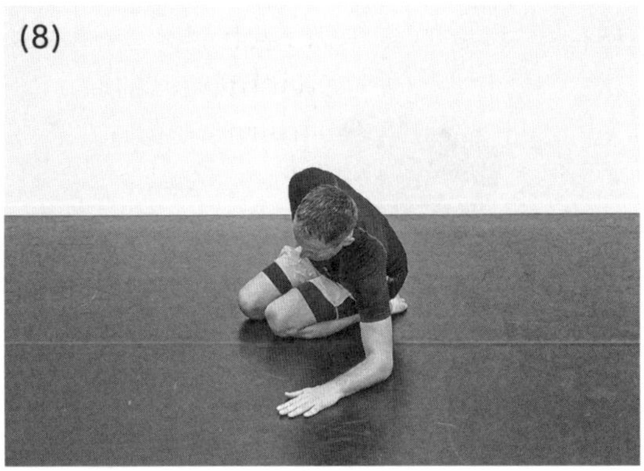
(8)

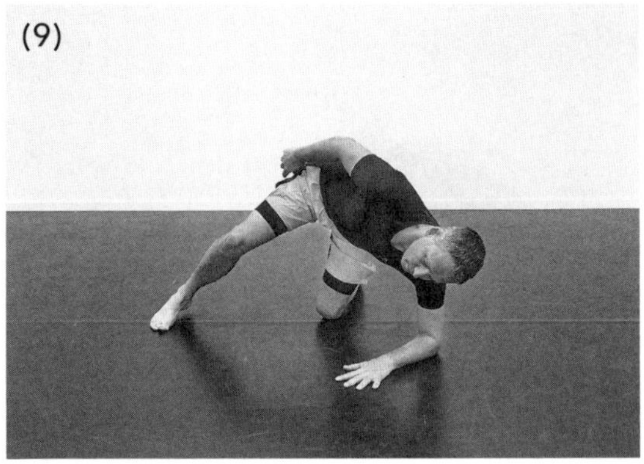
(9)

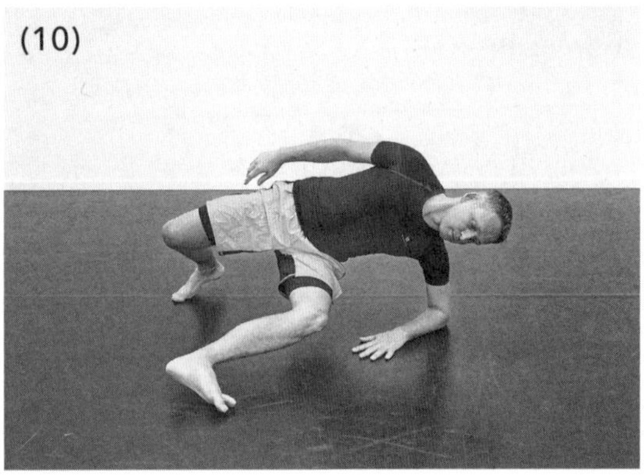
(10)

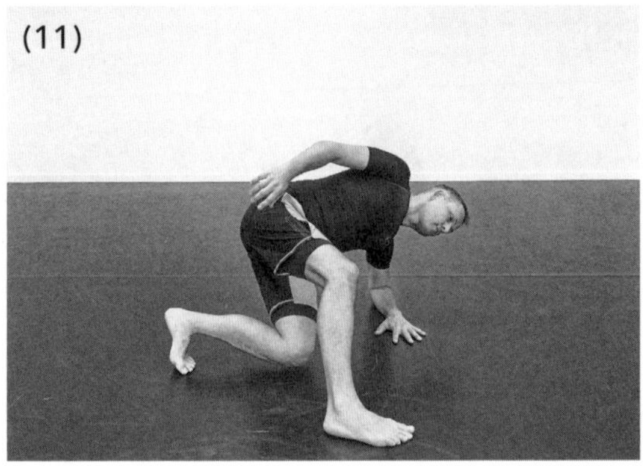
(11)

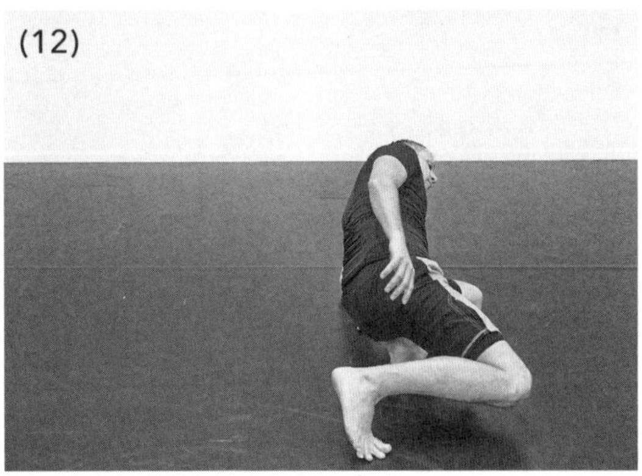
(12)

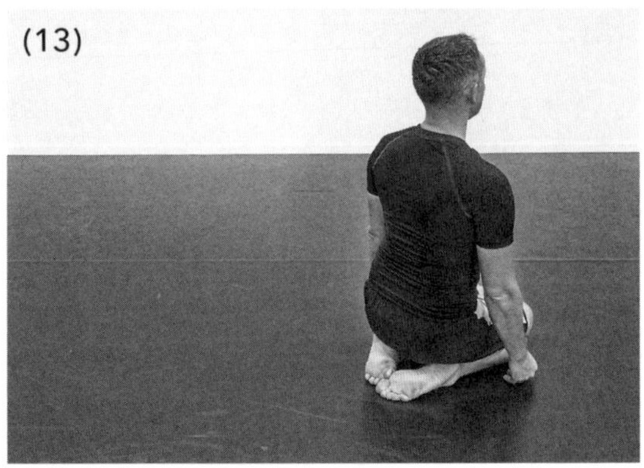
(13)

(2) Beugen Sie den Oberkörper nach vorne, legen Sie den rechten Unterarm wie beim Unterarmstütz ab und verlagern Sie das Gewicht auf diesen und das rechte Knie. (3) Ziehen Sie das gebeugte linke Bein im 90-Grad Winkel nach vor und stellen Sie es ab. (4-5) Machen Sie nun in der Seitenlage insgesamt drei Schritte in einem Halbkreis, abwechselnd mit dem rechten und mit dem linken Bein. (6) Ziehen Sie das rechte Knie nach vorne zum linken und (7) richten Sie Ihren Oberkörper auf. Sie befinden sich wieder in der Ausgangsstellung. (8-13) Führen Sie den Side-Lean-Crawl nun auf der anderen Seite aus.

Atmung

Gleichmäßig

Wiederholungen

Sechs bis acht pro Seite

Variation

High Side Lean Crawl
(Seite 142-145)

4. High Side Lean Crawl

Seitliche Rumpfmuskulatur, seitliche Oberschenkelmuskulatur

Ausrüstung: Knieschoner

(1)

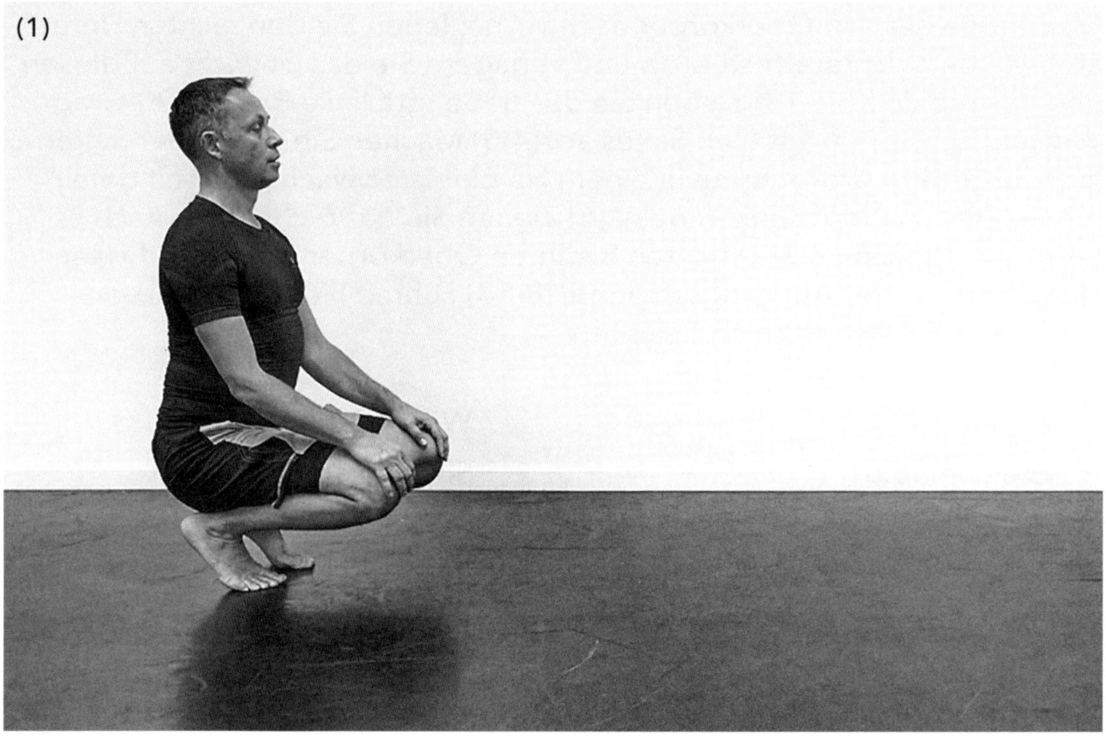

Ausgangsstellung: (1) Hocke mit geradem Rücken

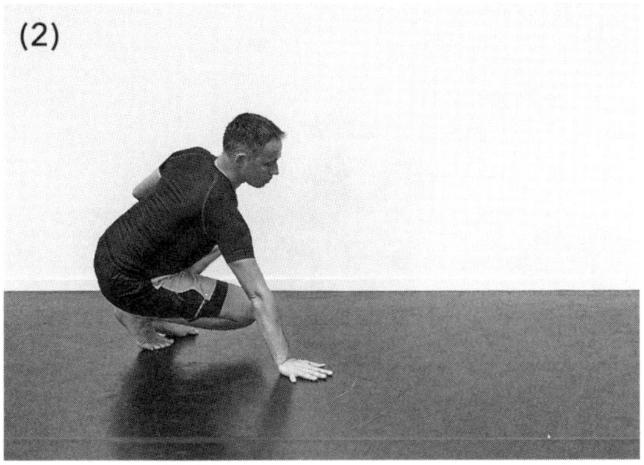
(2)

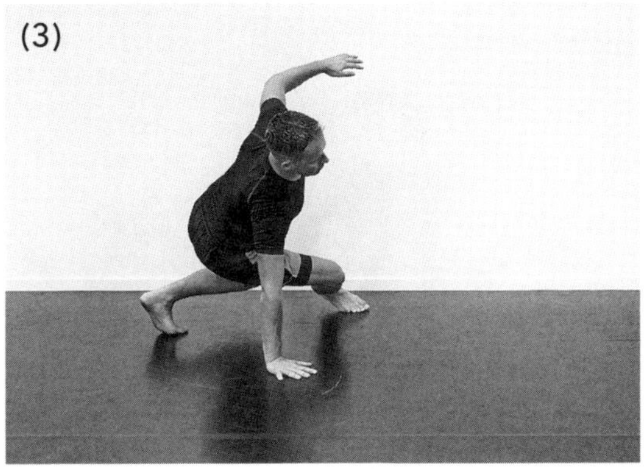
(3)

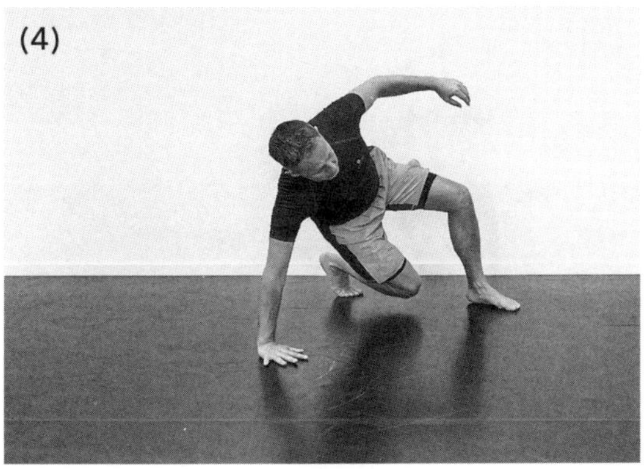
(4)

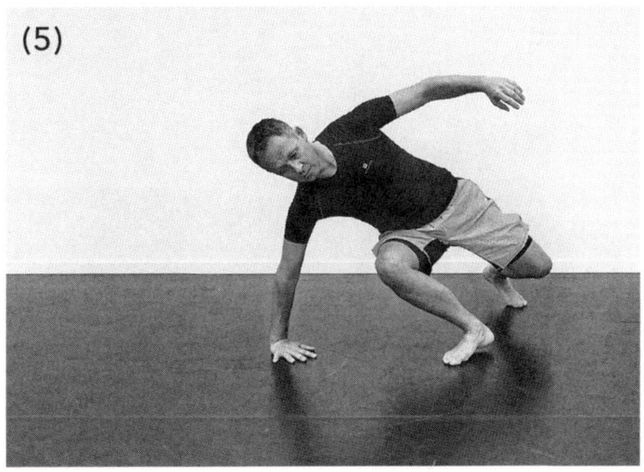
(5)

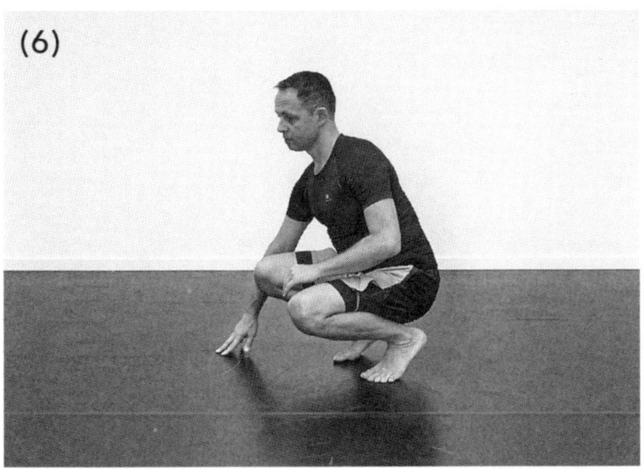
(6)

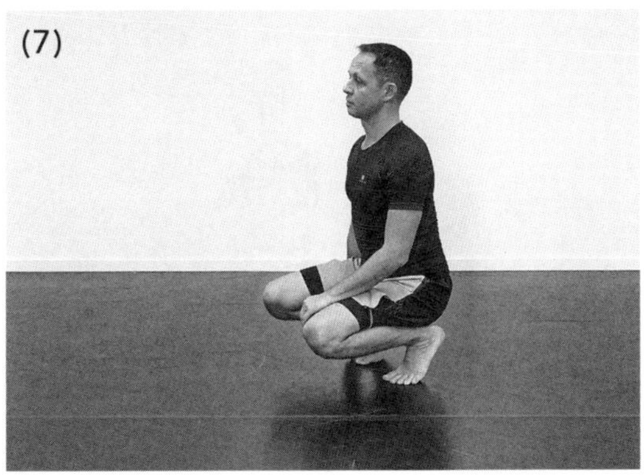
(7)

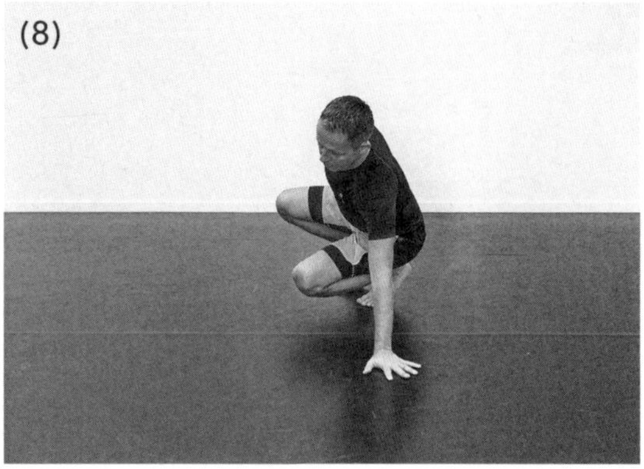
(8)

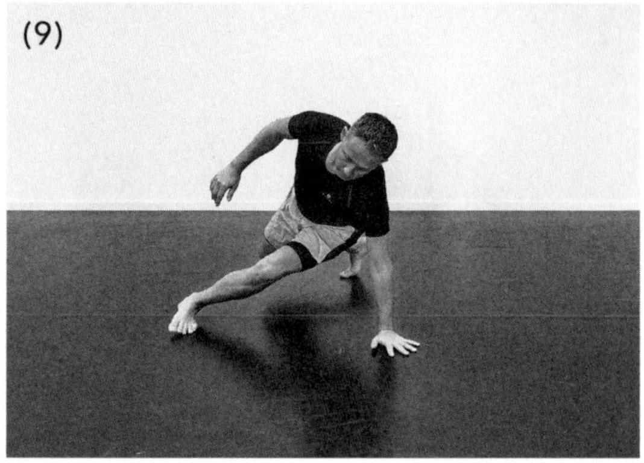
(9)

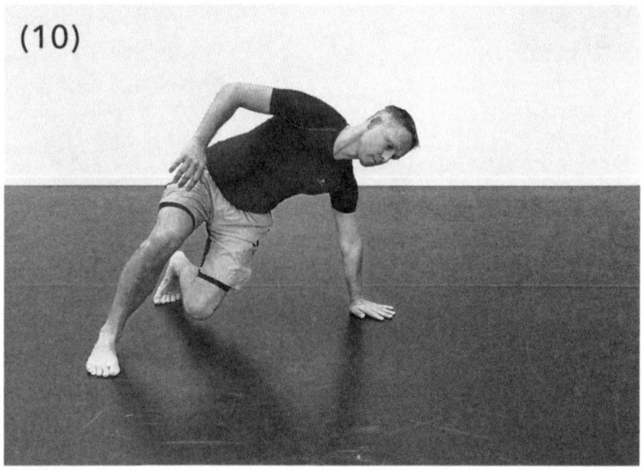
(10)

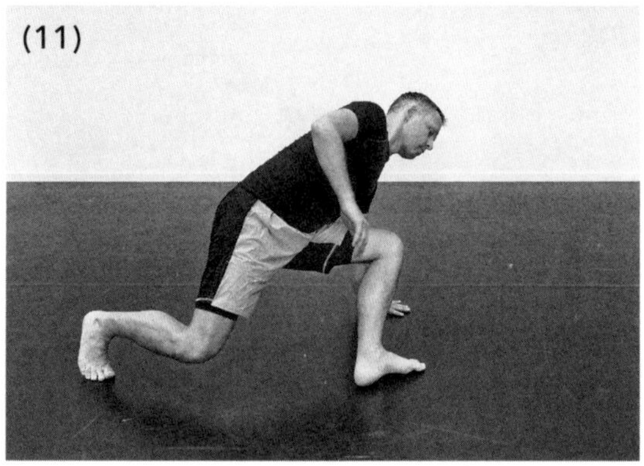
(11)

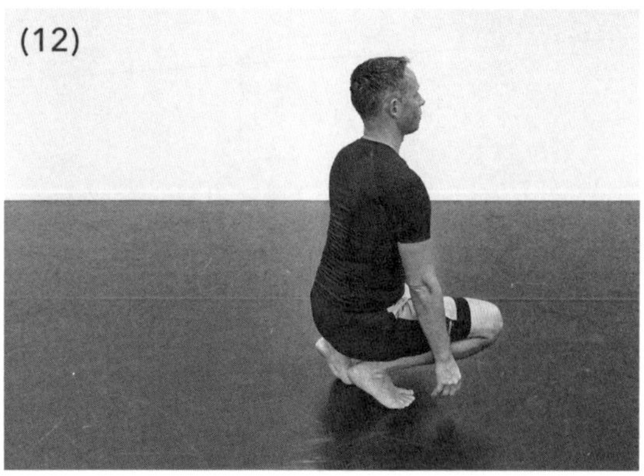
(12)

(2) Lehnen Sie den Oberkörper leicht nach vorne und nach rechts und stützen Sie sich dabei mit der rechten Hand ab. (3-5) Machen Sie nun mit gebeugten Knien vier Schritte in einem Halbkreis um Ihre rechte Hand herum. (6) Richten Sie sich auf. (7) Sie sind zurück in der Ausgangsposition. (8-12) Wiederholen Sie die Übung für die andere Seite.

Atmung

Gleichmäßig

Wiederholungen

Sechs bis acht pro Seite

Variation

Low Side Lean Crawl
(Seite 138-141)

5. Peacock

Gesamte Bein-, Arm- und Rumpfmuskulatur

Ausrüstung: Keine

(1)

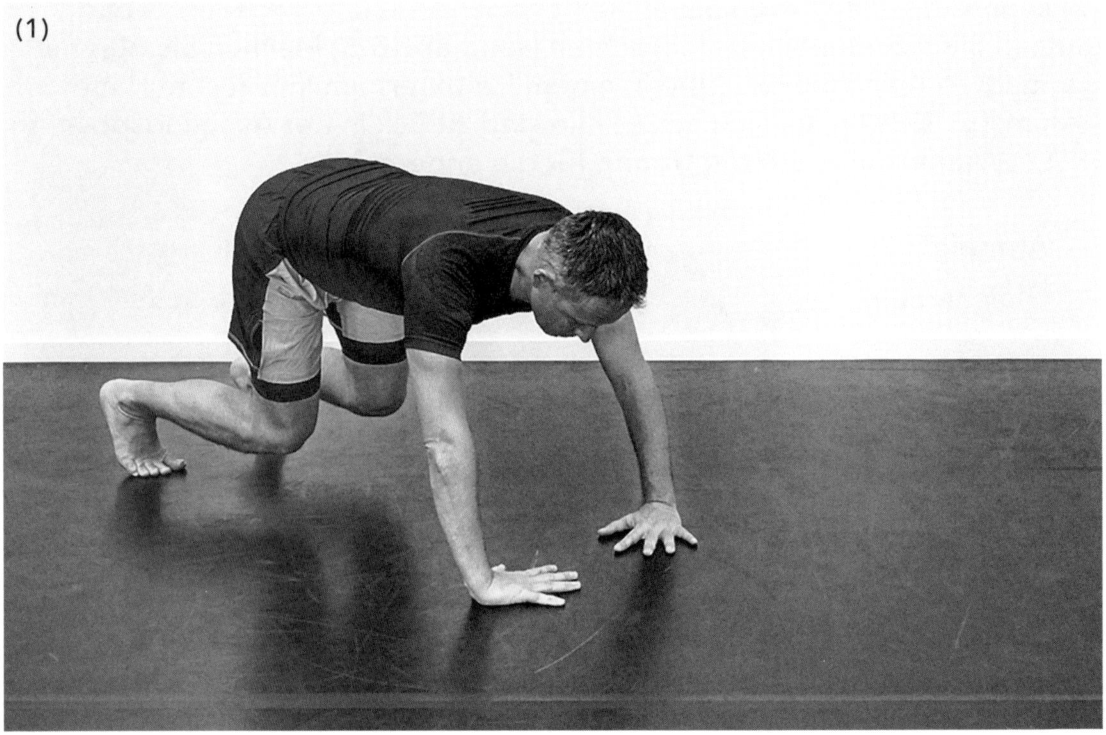

Ausgangsstellung: (1) Fortgeschrittene

(2)

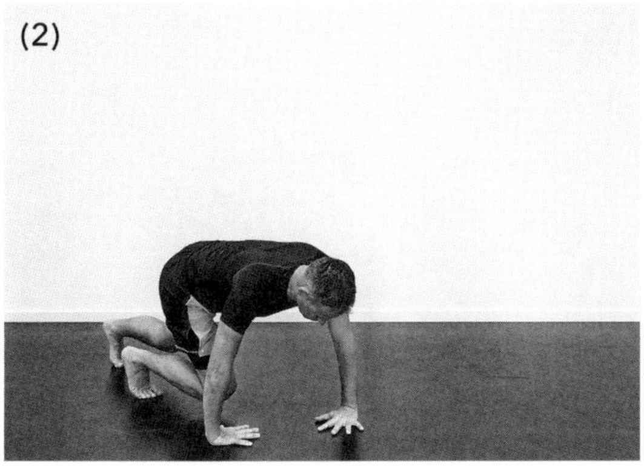

(3)

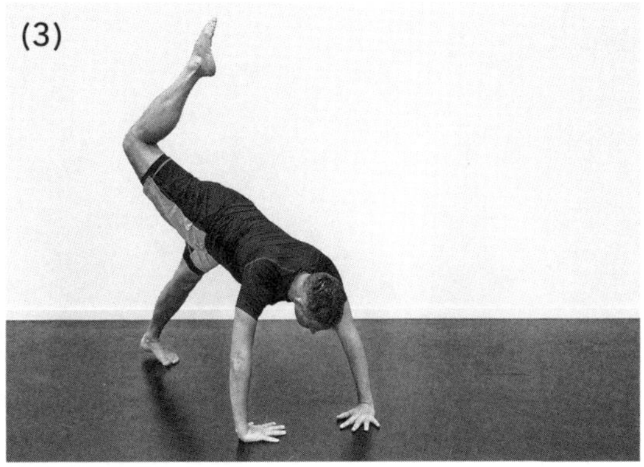

(4)

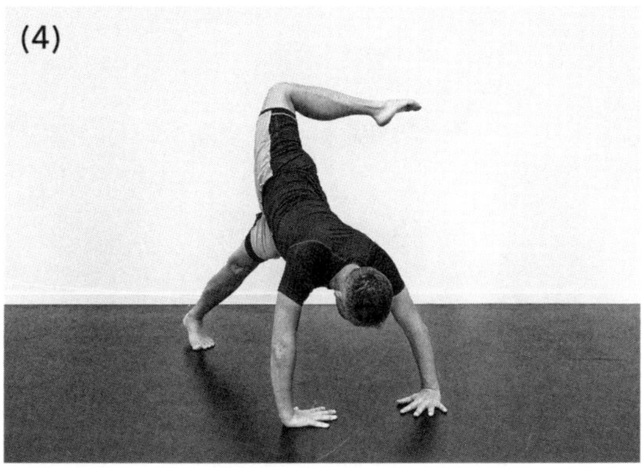

(5)

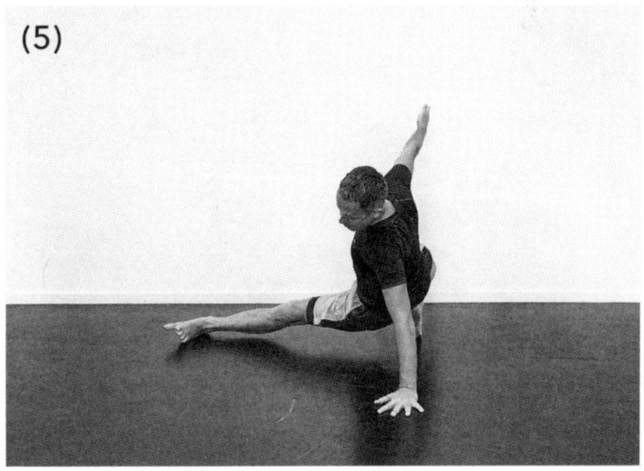

(6)

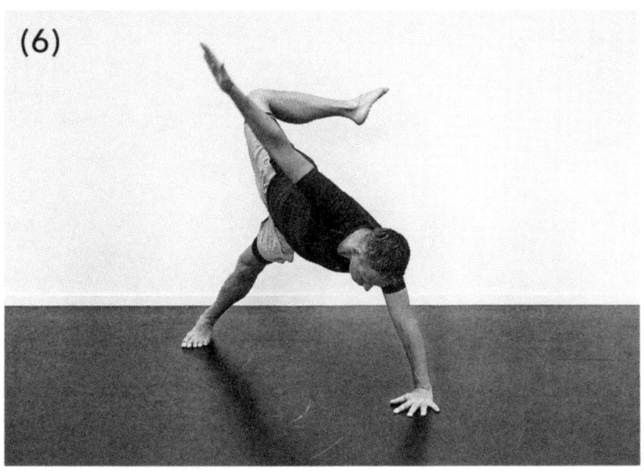

(7)

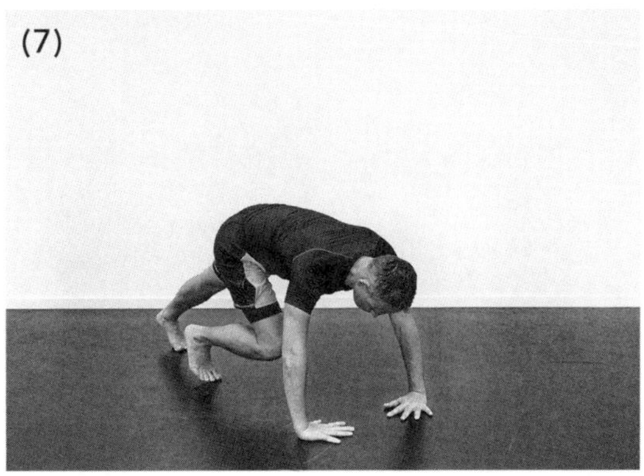

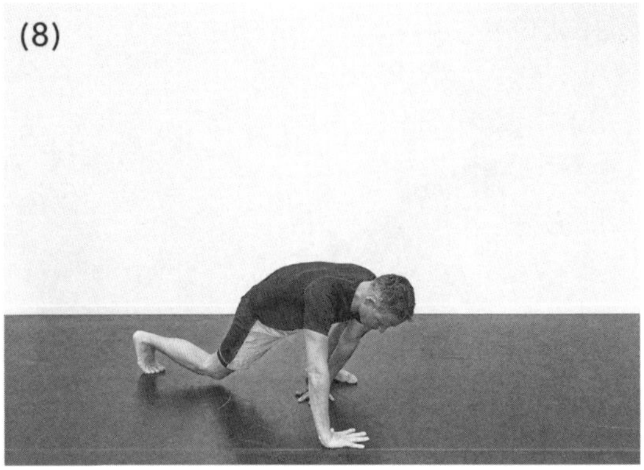
(8)

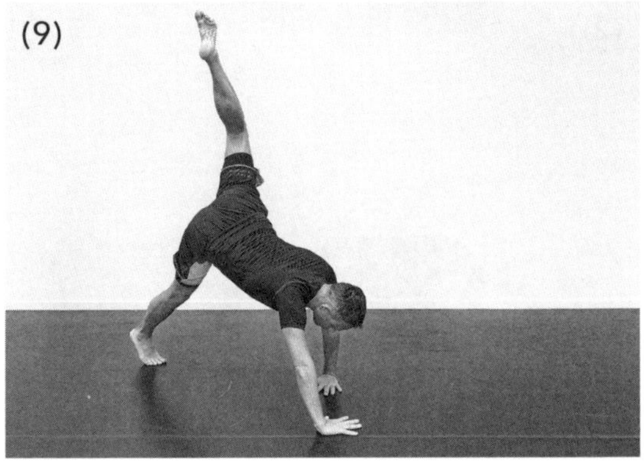
(9)

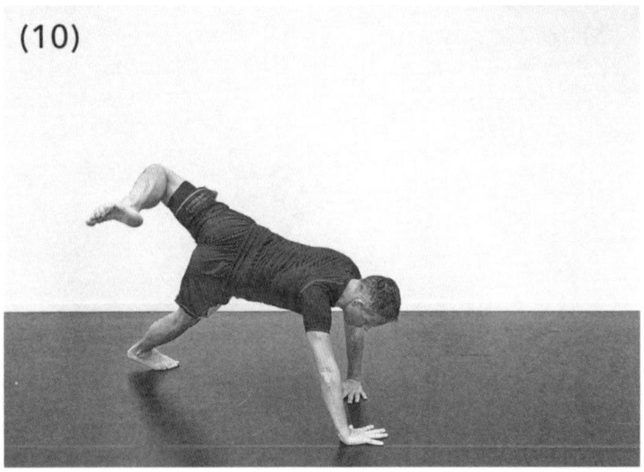
(10)

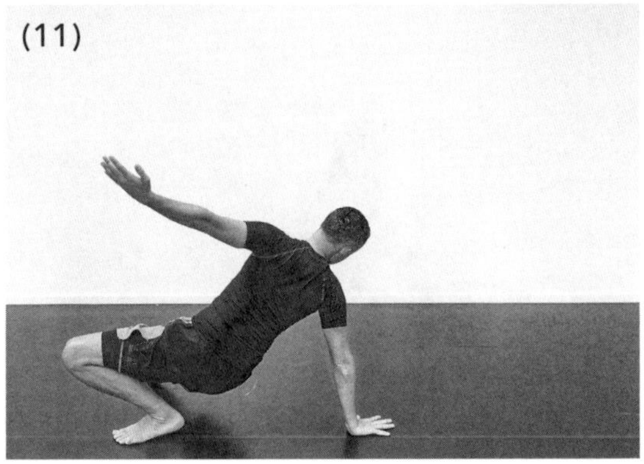
(11)

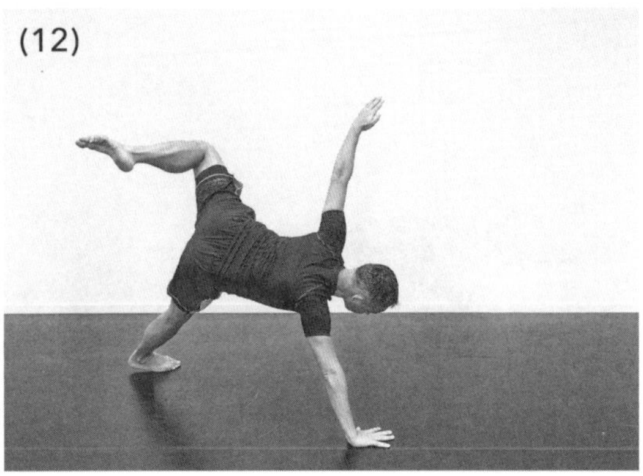
(12)

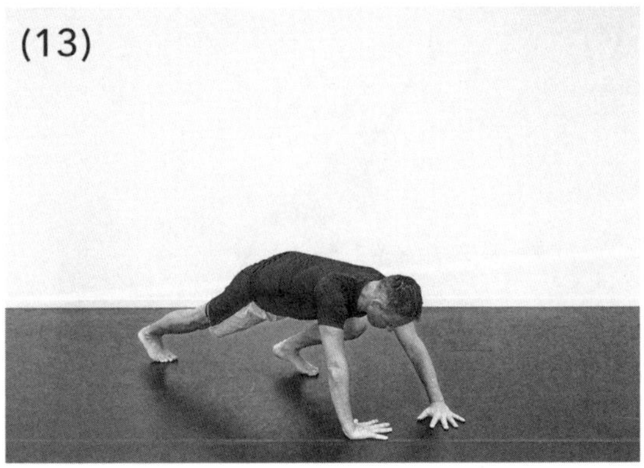
(13)

(2) Machen Sie nur mit dem rechten Fuß einen Schritt nach vorne. (3) Heben Sie das rechte Bein vom Boden hoch, während Sie Ihr linkes Bein strecken, dabei hebt sich das Becken ein wenig (4) Führen Sie Ihr rechtes Bein hinter sich nach links, so dass Sie sich im Becken nach oben drehen. (5) Bringen Sie das Bein zum Boden und drehen Sie den Oberkörper nun ebenfalls mit. Sie landen auf dem rechten Fuß, Ihr linkes Bein bleibt gestreckt. (6) Stoßen Sie sich mit dem rechten Fuß wieder ab und (7) kommen Sie zurück in die Schrittstellung. (8) Machen Sie nun mit dem linken Bein einen Schritte nach vorne und (9-13) führen Sie dieselbe Übung auf der anderen Seite aus.

Atmung

Atmen Sie ein beim Heben des Beins und Drehen des Oberkörpers, bei der Landung aus und beim erneuten Heben und Zurückkehren in die Ausgangsstellung wieder ein.

Wiederholungen

Vier bis sechs pro Seite

6. Foam Roll

Gesamte Rumpfmuskulatur

Ausrüstung: Keine

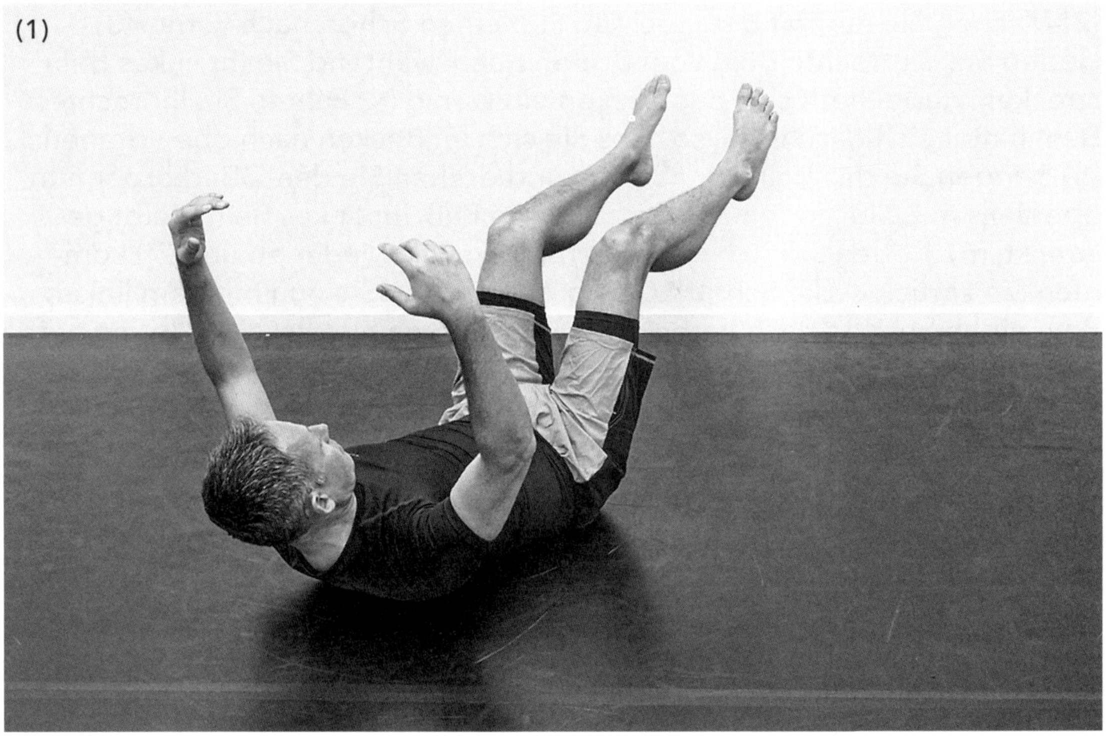

Ausgangsstellung: (1) Rückenlage, Kopf, Arme und Beine sind zur Decke gehoben

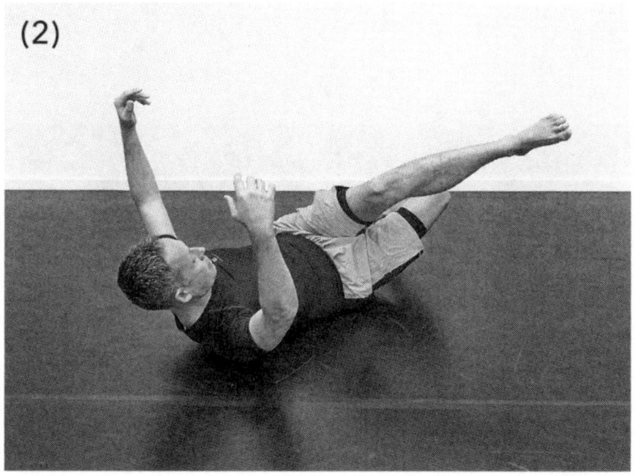
(2)

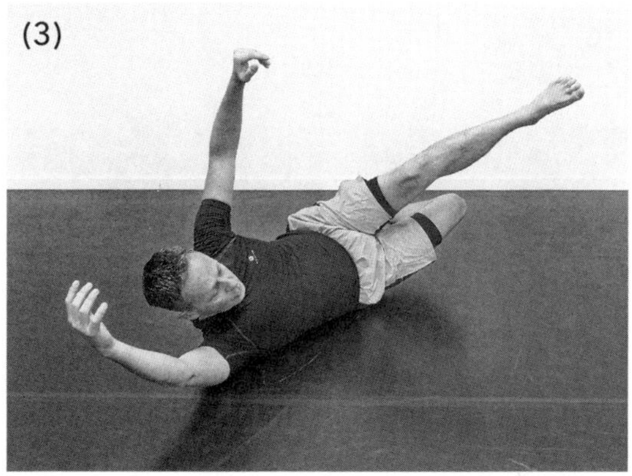
(3)

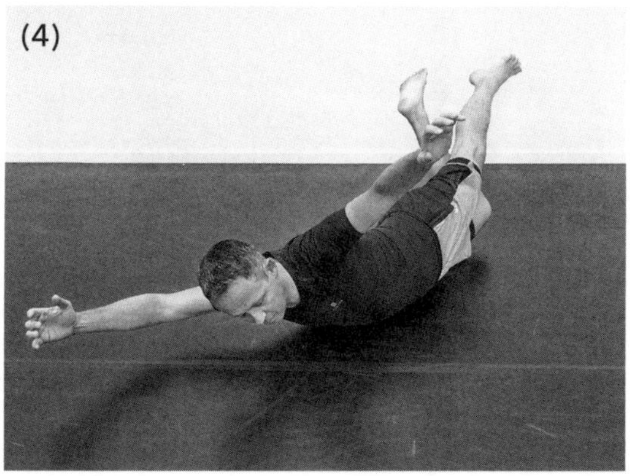
(4)

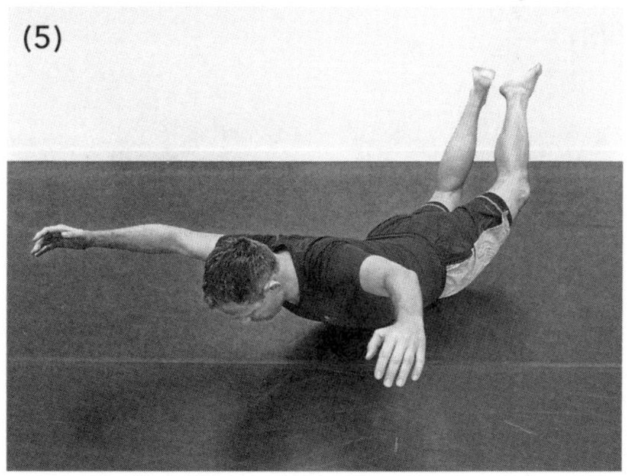
(5)

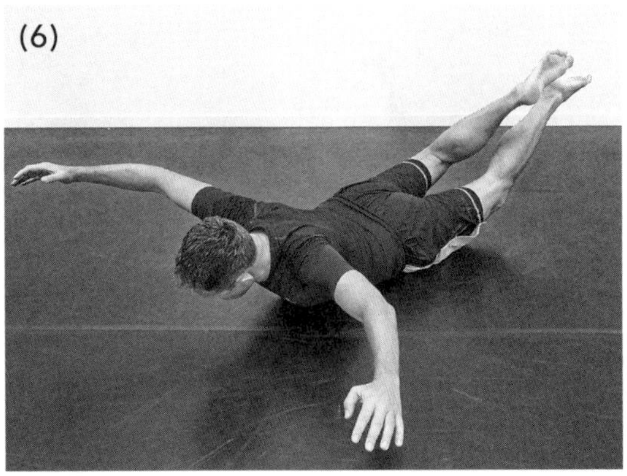
(6)

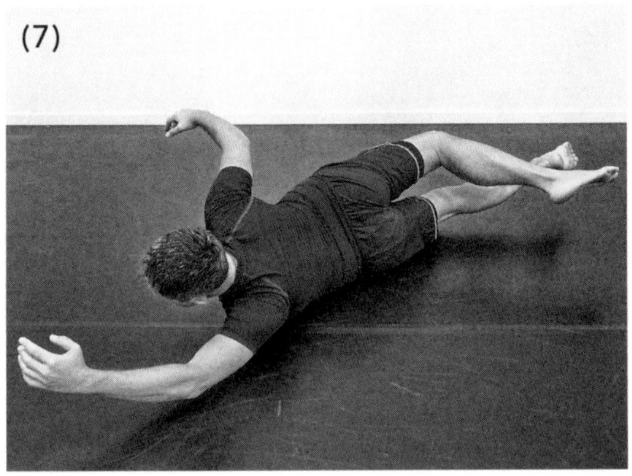
(7)

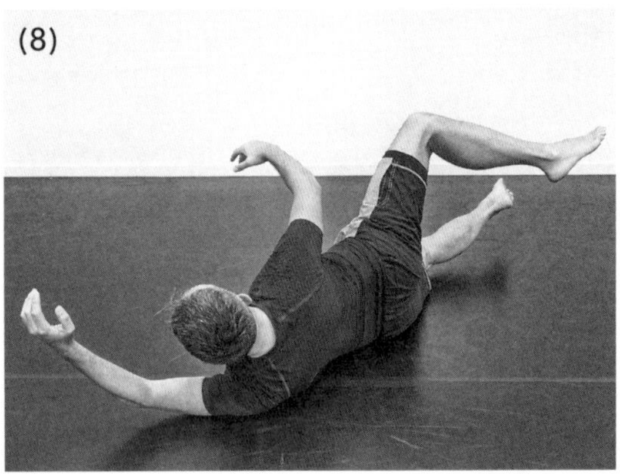
(8)

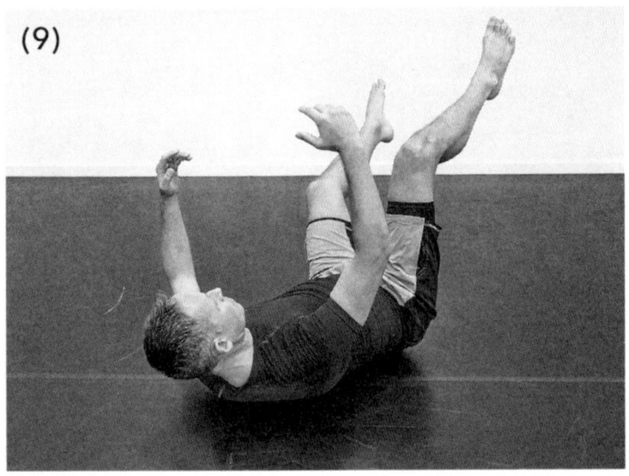
(9)

(2) Ziehen Sie das linke Bein über das rechte, sodass Sie Ihren Körper verschrauben. (3-4) Machen Sie nun ganz langsam, wie in Zeitlupe, eine halbe Rolle entlang Ihrer Längsachse. (5) Sie befinden sich nun in Bauchlage. Arme, Beine und Kopf sind angehoben. (6-8) Vollenden Sie die Rolle, indem Sie Ihr rechtes Bein über das linke ziehen. Sie befinden sich erneut in der Verschraubung. (9) Bringen Sie sich mit der Zugkraft des rechten Beines zurück in die Rückenlage und nehmen Sie wieder die Ausgangsstellung ein.

***Hinweis**: Die große Herausforderung ist, die Bewegung langsam, gleichmäßig und ohne Schwung auszuführen und dabei die ganze Rumpfmuskulatur arbeiten zu lassen, ohne die Hände, Arme oder Schultern zu Hilfe zu nehmen. Die Gliedmaßen und der Kopf sollen den Boden nicht berühren.*

Atmung

Langsam und gleichmäßig

Wiederholungen

Zwei bis vier Rollen in jede Richtung

7. Flying Crawl

Rückseitige Oberschenkelmuskulatur, Brustmuskulatur

Ausrüstung: Knieschoner

(1)

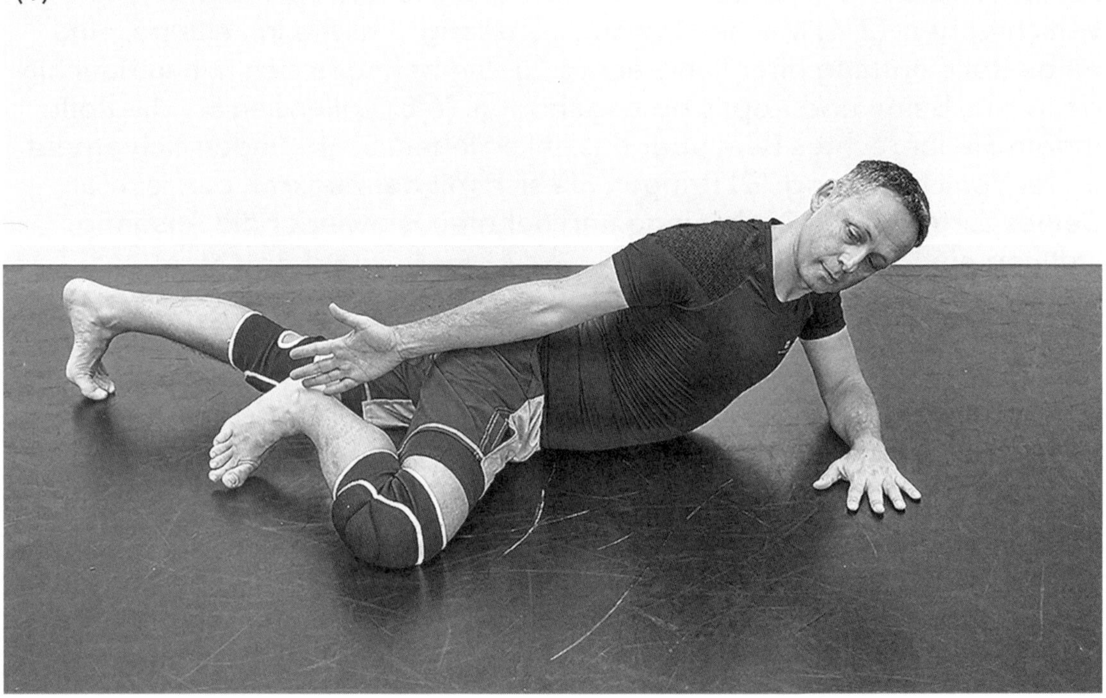

Ausgangsstellung: (1) Bauchlage, Unterarmstütz auf dem linken Arm, linkes Bein ist gestreckt, rechtes Bein ist seitlich gebeugt und angezogen, rechter Arm ist nach hinten gestreckt und die Hand liegt an der rechten Ferse auf, der Kopf ist zur rechten Hand gerichtet.

Atmung

Atmen Sie während der Armbewegung ein und beim Hochziehen und -schieben aus.

Wiederholungen

Zehn pro Seite

(2)

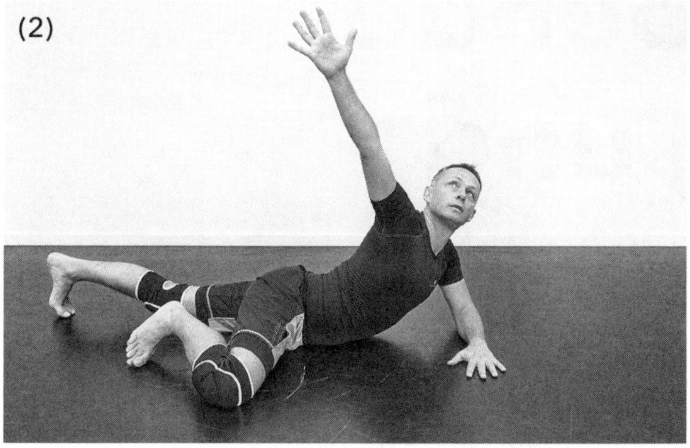

(3)

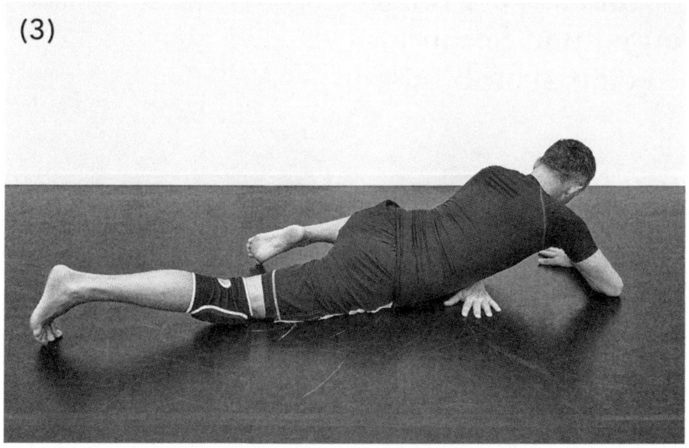

(4)

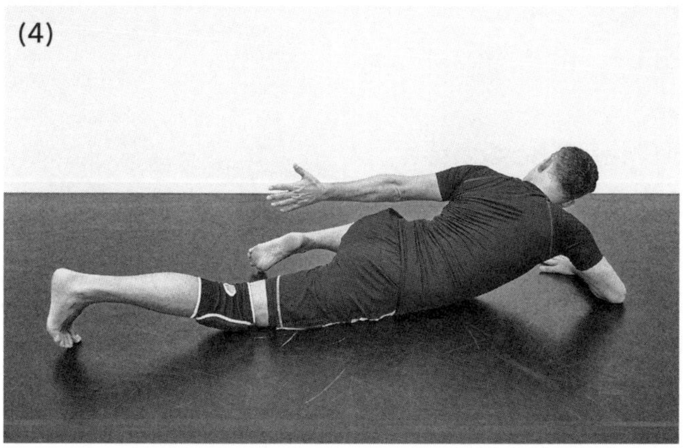

(2) Führen Sie mit dem gestreckten rechten Arm von hinten nach vorne eine kreisförmige Bewegung aus. (3) Beugen Sie nun den rechten Arm, legen Sie diesen vor dem linken Unterarm ab und ziehen Sie sich mit dem rechten Unterarm nach vorne, während Sie sich mit dem rechten Fuß in den Boden drücken. Indem Sie bei dieser Bewegung Ihr rechtes Bein strecken, schieben Sie Ihren gesamten Körper ein Stück nach vorne. Beugen Sie nun das linke Bein und ziehen Sie es seitlich an sich. (4) Strecken Sie nun Ihren linken Arm nach hinten und legen Sie die Hand auf der linken Ferse ab. Sie befinden sich nun in der Ausgangsstellung für die zweite Seite.

Hinweis: *Der Blick ist immer auf die Hand gerichtet, welche die Bewegung ausführt.*

Abschließende Dehnung und Entspannung

Am Ende Ihres Krabbel-Workouts sollten Sie die stark beanspruchten Körperregionen (insbesondere Brustmuskulatur, Handgelenke, Hüftbeuger und Sprunggelenke) dehnen, entlasten und noch einmal mobilisieren.

1. Dehnung der Brustmuskulatur

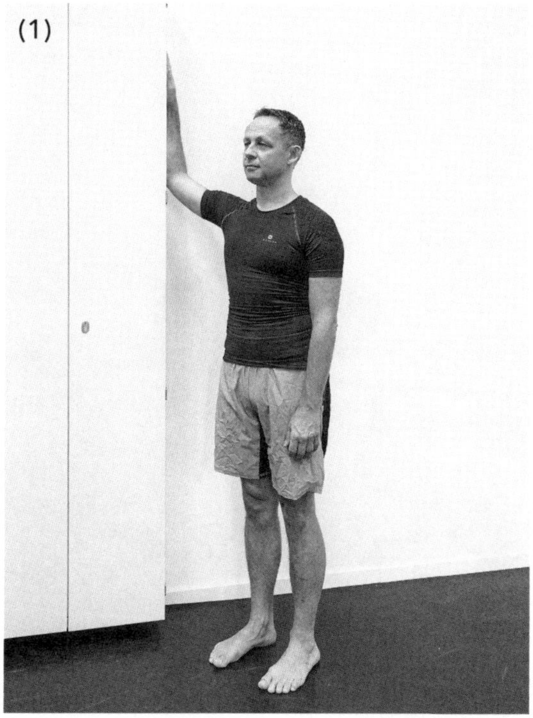

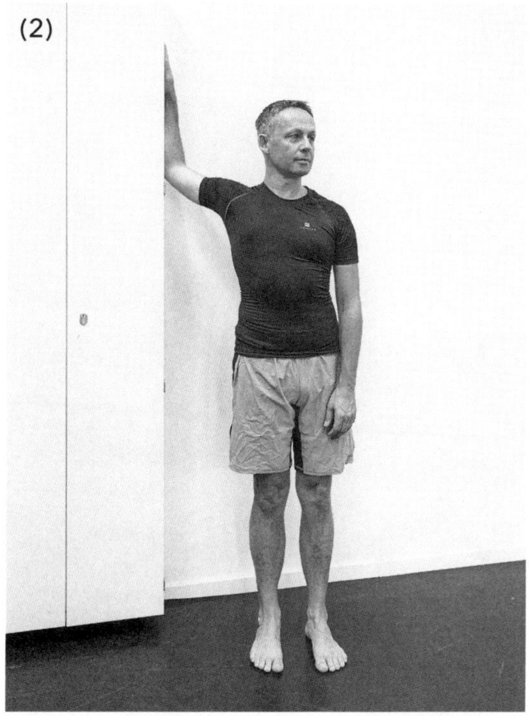

(1) Stellen Sie sich an einen Türrahmen oder einen Schrank, legen Sie Ihren Unterarm an den Rahmen oder die Kante des Schranks. (2) Drehen Sie den ganzen Körper ab der Schulter weg, bis Sie einen Zug in der Brustmuskulatur spüren. Halten Sie diese Position für zwanzig Sekunden. Anschließend erhöhen Sie die Dehnung, indem Sie sich noch etwas weiter drehen. Bleiben Sie in dieser Position für etwa dreißig Sekunden.

***Hinweis**: Je nachdem, wie hoch Sie den Unterarm halten, dehnen Sie einen anderen Bereich Ihrer Brustmuskulatur. Suchen Sie nach der Position, bei der Sie den stärksten Zug spüren. Das ist die Stelle, an der Ihre Brustmuskeln am meisten verkürzt sind.*

Wiederholungen

Drei bis vier pro Seite

2. Entlastung der Handgelenke

(1)

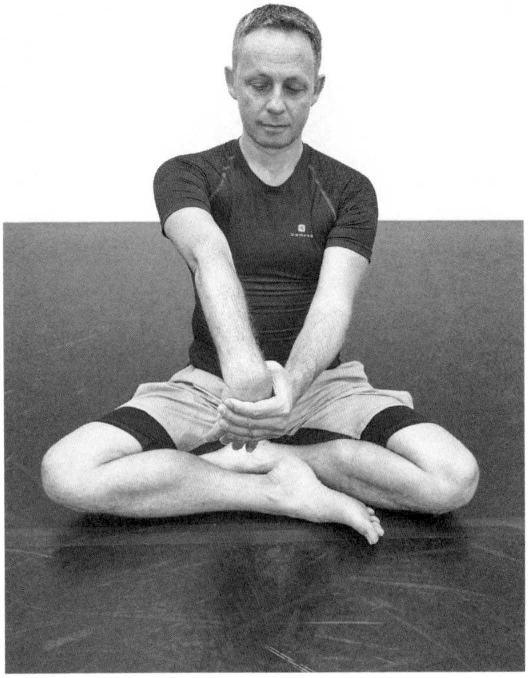

(2)

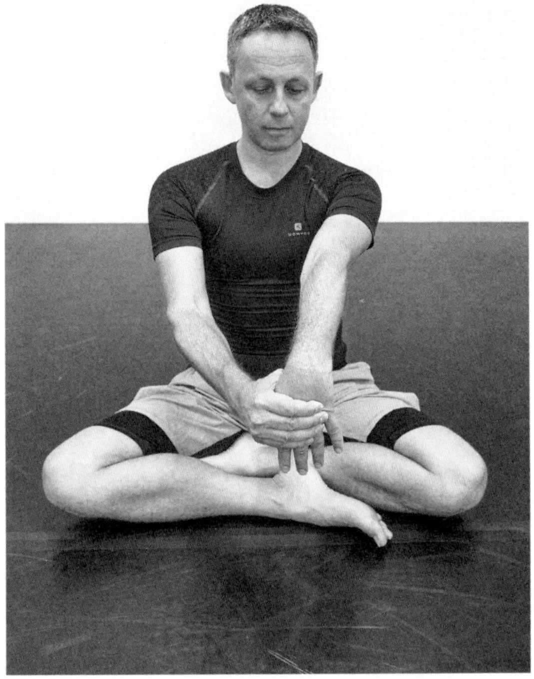

(1) Strecken Sie den rechten Arm nach vorne und ziehen Sie mit der linken Hand das rechte Handgelenk in Richtung Unterarm. Halten Sie diese Position für etwa fünfzehn bis zwanzig Sekunden.

(2) Dehnen Sie nun das linke Handgelenk auf dieselbe Weise.

(3)

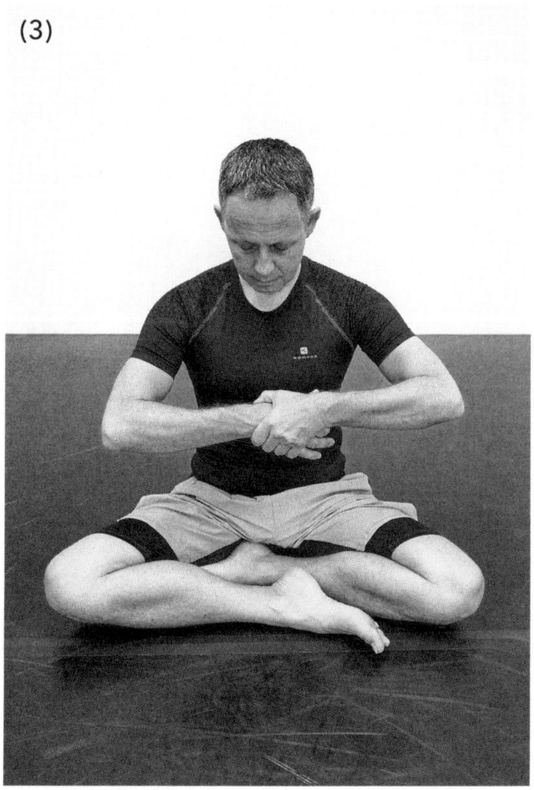

(3) Umfassen Sie die rechte Hand mit Ihrer linken und ziehen Sie. Halten Sie den Zug für etwa fünfzehn bis zwanzig Sekunden. Entlasten Sie dann das andere Handgelenk. Wiederholen Sie das vier bis sechs Mal pro Seite.

3. Entlastung für den Hüftbeuger und die Leiste

Ausrüstung: Knieschoner

(1)

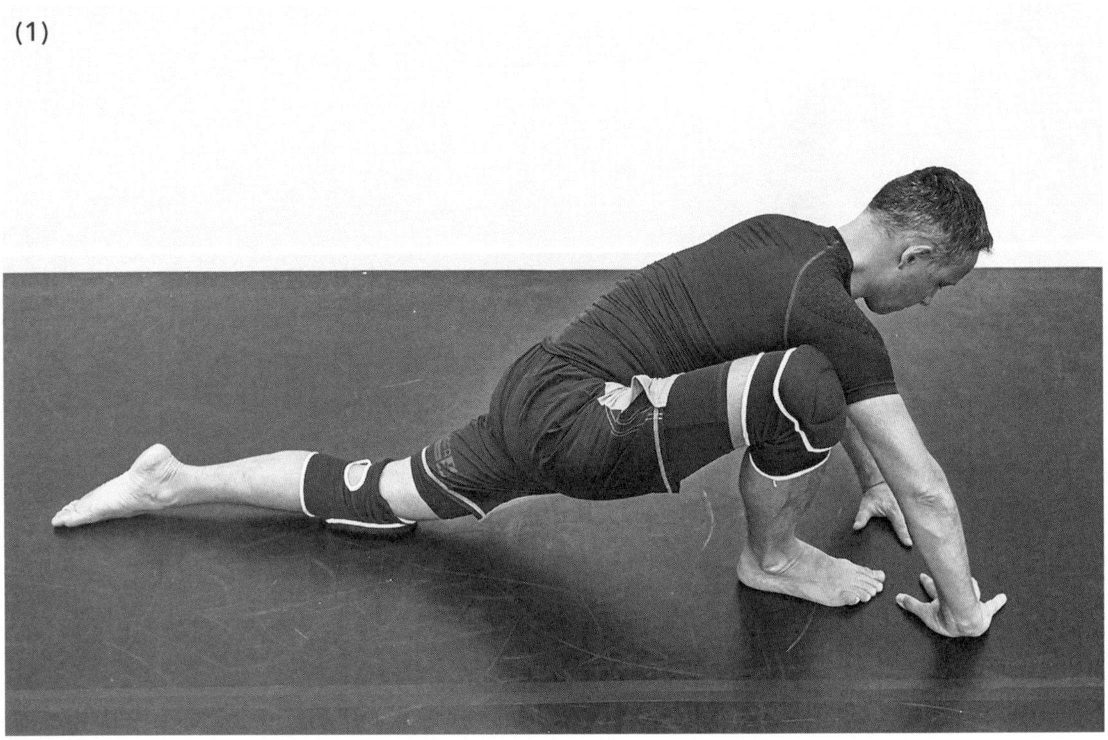

(1) Für die Ausgangsstellung machen Sie einen tiefen Ausfallschritt mit dem rechten Bein nach vorne, das linke Bein ist nach hinten gestreckt. Gehen Sie nun mit dem Becken so weit nach unten, wie es Ihnen möglich ist, bis Sie einen leichten Zug in der Leistenregion spüren. Drücken Sie nun das Becken leicht in Richtung Boden, um den Zug in der Leiste zu verstärken. Bleiben Sie in dieser Position für etwa zwanzig bis dreißig Sekunden.

(2)

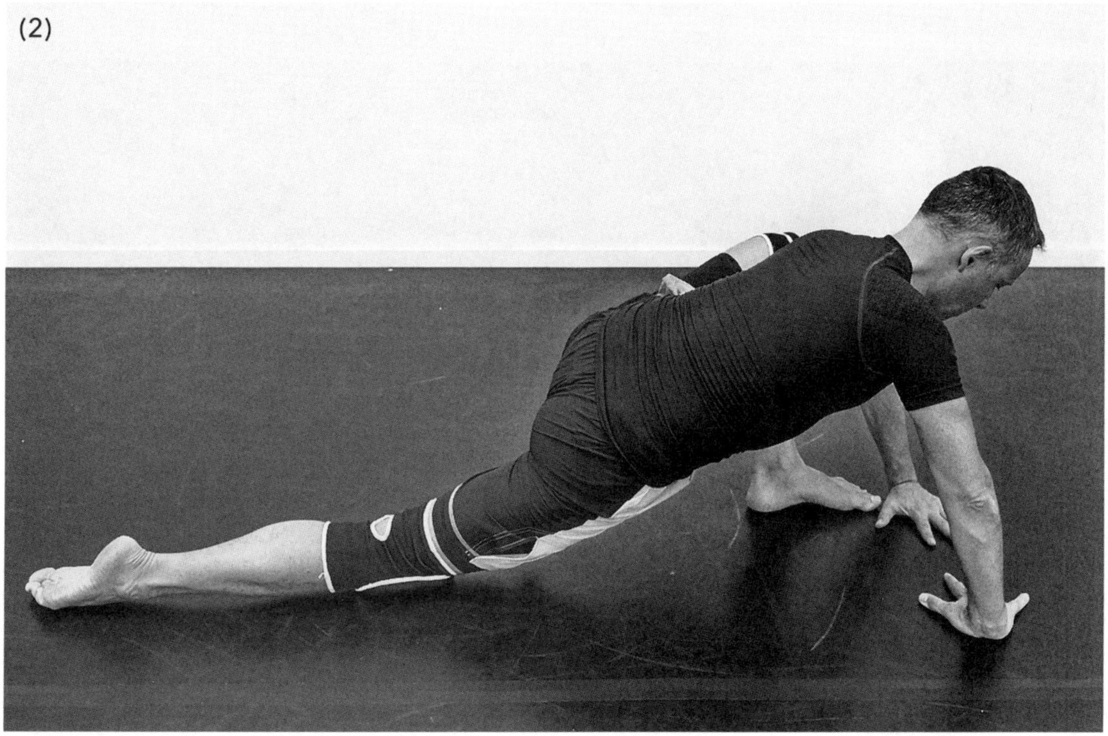

(2) Führen Sie dann die Übung mit dem linken Bein vorne aus.

Wiederholungen

Vier bis sechs pro Seite

4. Heelrock

Entspannung des gesamten Körpers

(1)

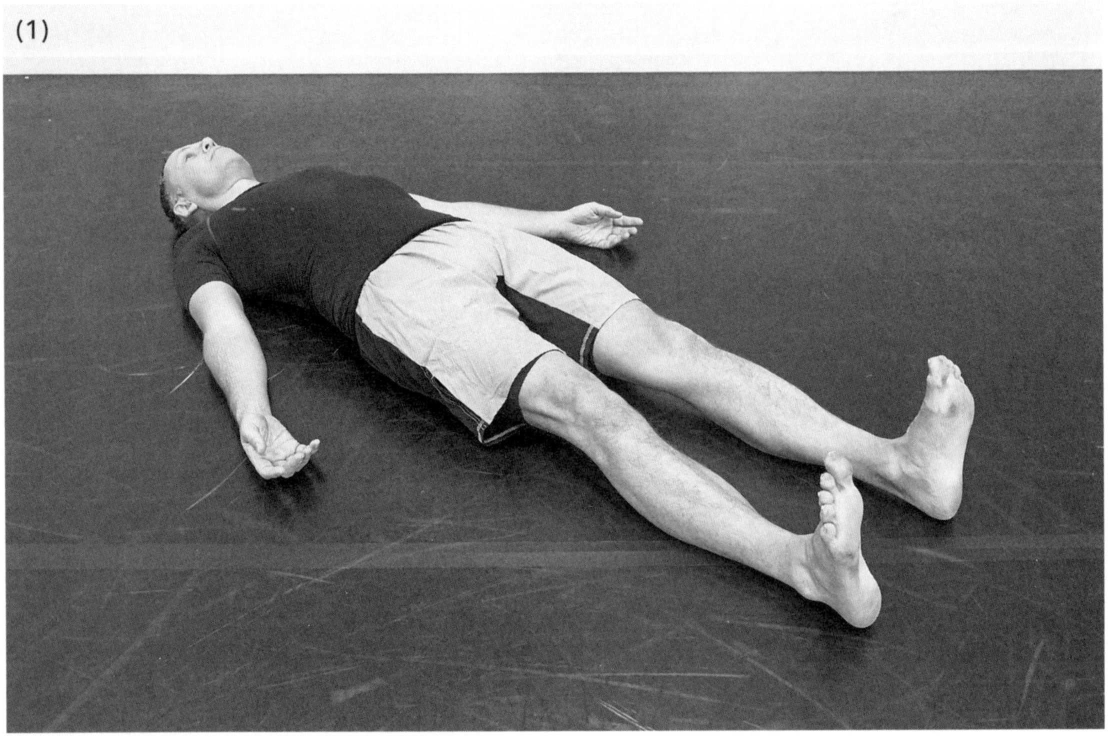

(1-2) Legen Sie sich auf den Rücken und entspannen Sie sich. Drücken Sie dabei die Fersen in den Boden und strecken und beugen Sie Ihre Füße abwechselnd und rasch. Der Körper bleibt entspannt und wippt in der Bewegung der Füße mit. Führen Sie die Übung für etwa zwanzig bis dreißig Sekunden aus.

(2)

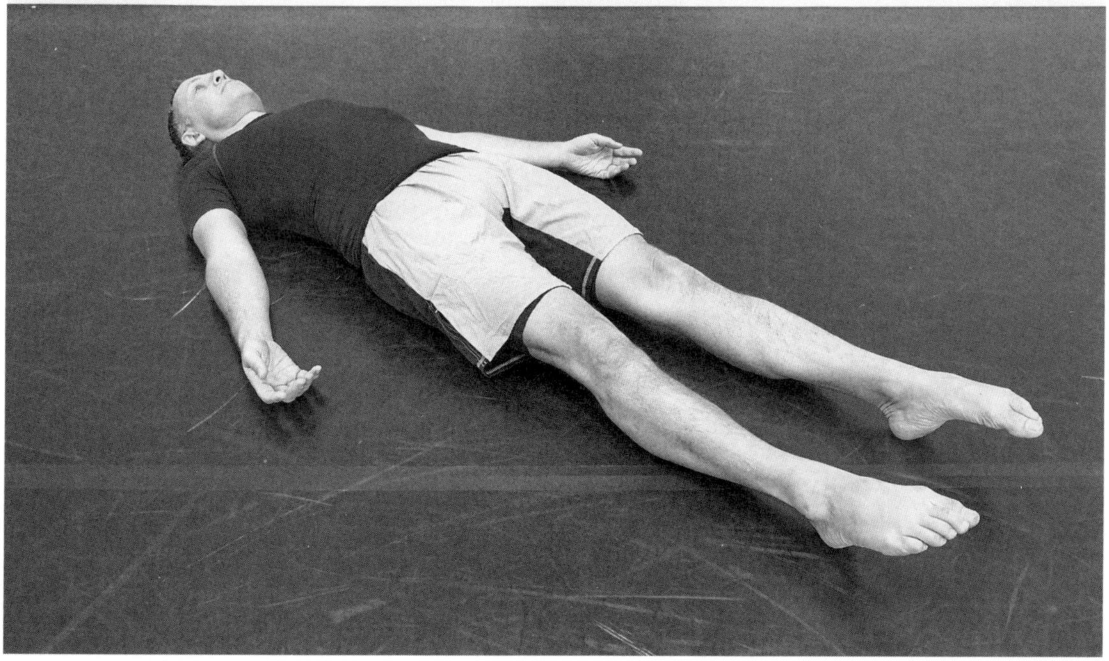

Wiederholungen
Drei mit Pausen dazwischen

Trainingsplan

Ich habe zwei sechswöchige Trainingspläne für Sie entworfen, einen für Anfänger und einen für Fortgeschrittene. Sie können mit ersterem beginnen und den zweiten direkt anschließen oder Sie beginnen gleich mit dem zweiten, wenn Ihnen die Basis- und Aufbauübungen von Beginn an leicht fallen. Die Trainingspläne können Ihnen auch als Vorlage für Ihren individuell gestalteten Plan dienen. Damit Sie sich kontinuierlich steigern können, ohne Ihren Körper zu überfordern, empfehle ich Ihnen jedenfalls, an drei über die Woche verteilten Tagen für je zwanzig Minuten zu trainieren, das Aufwärmen, Mobilisieren und anschließende Dehnen nicht mitgezählt.

Die Trainingspläne sind auf sechs Wochen ausgelegt, da wir aus der Gehirnforschung wissen, dass der Körper eine Veränderung, also auch ein muskuläres und ein Koordinationstraining, erst nach sechs Wochen vollständig verinnerlicht hat. Nach den ersten sechs Trainigs-Wochen sollten Sie keine Pause einlegen, sondern direkt mit Ihrem nächsten, gesteigerten Trainingsplan fortfahren.

Mit dem Krabbel-Workout trainieren Sie Muskelketten und komplexe Bewegungsverbindungen, die Sie sofort in Ihren Alltagsbewegungen nutzen können. Einer der Effekte des Krabbel-Trainings ist, dass Ihr Körper die neuen Bewegungen und Bewegungsmuster im Laufe des Trainings so verinnerlicht, dass Ihre gekräftigte und koordiniertere Muskulatur alle anderen Körperregionen auch bei reflexartigen und abrupten Bewegungen stabilisiert und schützt. Und jetzt geht's los. Ich wünsche Ihnen viel Erfolg und Spaß beim Krabbeln!

Aufwärmen

Planen Sie zu Beginn jeder Trainingseinheit zehn Minuten für das Aufwärmen ein und am Ende noch einmal etwa sieben bis zehn Minuten für die abschließenden Übungen. Damit beugen Sie Verletzungsgefahren und Muskelkater vor.

Trinken Sie ausreichend

Vergessen Sie auch nicht, schon vor und während des Trainings immer ausreichend Wasser zu trinken. Nur wenn Ihre Muskeln mit genug Wasser versorgt sind, sind sie überhaupt trainierbar. Die Flüssigkeit transportiert außerdem die Toxine ab, die beim Muskeltraining anfallen.

Atmung

Zu jeder Krabbelübung habe ich Ihnen Atemempfehlungen gegeben. Sie müssen sich nicht unbedingt von Anfang an daran halten, vor allem zu Beginn werden Sie sich lieber auf anderes konzentrieren. Aber spätestens in Woche zwei sollten Sie es versuchen, denn mit der richtigen Atmung können Sie die Wirkung auf die tiefliegenden Muskelgruppen, die für die Stabilität der Gelenke zuständig sind, verstärken. Prinzipiell gilt für die Atmung: Während einer Streckung oder Rückbeugung haben Ihre Lungen mehr Platz als bei einer Krümmung, also atmen Sie tief ein. Während einer Krümmung der Wirbelsäule nach vorne atmen Sie aus, dadurch können Sie Ihre Bauchmuskulatur auch in tieferen Schichten anspannen.

BASISPROGRAMM FÜR EINSTEIGER

Erste und zweite Woche

	TAG 1
Vorbereitende Übungen	**Cross Pull** sechs bis acht pro Seite **Seesaw** acht Mal **Drumming** zwei Mal zehn Sekunden **High Screwdriver** sechs Mal pro Seite
Krabbeln Übungen	**Simple Crawl** eine Minute **Merry Go Round** sechs Kreise in beide Richtungen **High Spiral Crawl** acht pro Seite **Kneeling Cross Slide** acht pro Seite **Forward Arch Slide** acht Mal **Regular Wall Crawl** vier Mal

TAG 3	TAG 5
Cross Pull sechs bis acht pro Seite **Seesaw** acht Mal **Drumming** zwei Mal zehn Sekunden **High Screwdriver** sechs Mal pro Seite	**Cross Pull** sechs bis acht pro Seite **Seesaw** acht Mal **Drumming** zwei Mal zehn Sekunden **High Screwdriver** sechs Mal pro Seite
Simple Crawl eine Minute **Merry Go Round** sechs Kreise in beide Richtungen **High Spiral Crawl** acht pro Seite **Simple front Slide** acht pro Seite **Side Crawl** vier pro Seite **Regular Wall Crawl** vier Mal	**Simple Crawl** eine Minute **Merry Go Round** sechs Kreise in beide Richtungen **High Spiral Crawl** acht pro Seite **Simple Front Slide** acht pro Seite **Side Crawl** vier pro Seite **Back Slide Crawl** acht Schritte vor und zurück

BASISPROGRAMM FÜR EINSTEIGER

Dritte und vierte Woche

	TAG 1
Vorbereitende Übungen	**Cross Pull** sechs bis acht pro Seite **Seesaw** zehn Mal **Drumming** zwei Mal zehn Sekunden **Low Screwdriver** sechs Mal pro Seite
Krabbeln Übungen	**Simple Crawl** eine Minute **Airplane** sechs Kreise pro Seite **Low Spiral Crawl** acht pro Seite **Kneeling Cross Slide** acht pro Seite **Forward Arch Slide** acht Mal **Sideway Slide** sieben pro Seite **Military Crawl** zehn Mal **Regular Wall Crawl** vier Mal

TAG 3	TAG 5
Cross Pull sechs bis acht pro Seite **Seesaw** zehn Mal **Drumming** zwei Mal zehn Sekunden **Low Screwdriver** sechs Mal pro Seite	**Cross Pull** sechs bis acht pro Seite **Seesaw** zehn Mal **Drumming** zwei Mal zehn Sekunden **Low Screwdriver** sechs Mal pro Seite
Simple Crawl eine Minute **Airplane** sechs Kreise pro Seite **Low Spiral Crawl** acht pro Seite **Kneeling Cross Slide** acht pro Seite **Forward Cross Slide** acht pro Seite **Sideway Slide** sieben pro Seite **Military Crawl** zehn Mal **Regular Wall Crawl** vier Mal	**Simple Crawl** eine Minute **Airplane** sechs Kreise pro Seite **Low Spiral Crawl** acht pro Seite **Simple Front Slide** acht pro Seite **Forward Cross Slide** acht pro Seite **Side Crawl** vier Mal pro Seite **Back Slide Crawl** acht Schritte vor und zurück **Bridge Crawl** acht Schritte vor und zurück

Fünfte und sechste Woche

	TAG 1
Vorbereitende Übungen	**Cross Pull** sechs bis acht pro Seite **Seesaw** zehn Mal **Drumming** zwei Mal zehn Sekunden **Low Screwdriver** sechs Mal pro Seite
Krabbeln Übungen	**Airplane** sechs Kreise pro Seite **Low Spiral Crawl** acht pro Seite **Kneeling Cross Slide** acht pro Seite **Simple Front Slide** acht pro Seite **Sideway Slide** sieben pro Seite **Military Crawl** zehn Mal **Regular Wall Crawl** vier Mal

Ab der fünften Woche können Sie versuchsweise folgende Übungen aus dem Flow-Crawl Programm zum Training hinzufügen: High oder Low Side Lean Crawl und Foam Roll

TAG 3	TAG 5
Cross Pull sechs bis acht pro Seite **Seesaw** zehn Mal **Drumming** zwei Mal zehn Sekunden **Low Screwdriver** sechs Mal pro Seite	**Cross Pull** sechs bis acht pro Seite **Seesaw** zehn Mal **Drumming** zwei Mal zehn Sekunden **Low Screwdriver** sechs Mal pro Seite
Airplane sechs Kreise pro Seite **Low Spiral Crawl** acht pro Seite **Kneeling Cross Slide** acht pro Seite **Forward Cross Slide** acht pro Seite **Sideway Slide** sieben pro Seite **Military Crawl** zehn Mal **Regular Wall Crawl** vier Mal	**Airplane** sechs Kreise pro Seite **Low Spiral Crawl** acht pro Seite **Simple Front Slide** acht pro Seite **Forward Cross Slide** acht pro Seite **Side Crawl** sieben pro Seite **Bridge Crawl** acht Schritte vor und zurück **Back Slide Crawl** acht Schritte vor und zurück

FORTGESCHRITTENES TRAINING

Erste und zweite Woche

	TAG 1
Vorbereitende Übungen	**Cross Pull** sechs bis acht pro Seite **Drumming** zwei Mal fünfzehn Sekunden **Low Screwdriver** acht Mal pro Seite **Regular Wall Crawl** vier Mal
Krabbeln Übungen	**Advanced Crawl** eine Minute **Cross Side Crawl** acht in jede Richtung **Advanced Front Slide** acht pro Seite **Extended Cross Slide** acht pro Seite **Ground Climber** acht Mal **Caterpillar Bend Legs** sechs Mal **Wall Roll** vier pro Richtung

TAG 3	TAG 5
Cross Pull sechs bis acht pro Seite **Drumming** zwei Mal fünfzehn Sekunden **Low Screwdriver** acht Mal pro Seite **Regular Wall Crawl** vier Mal	**Cross Pull** sechs bis acht pro Seite **Drumming** zwei Mal fünfzehn Sekunden **Low Screwdriver** acht Mal pro Seite **Regular Wall Crawl** vier Mal
Advanced Crawl eine Minute **Cross Side Crawl** acht in jede Richtung **Advanced Front Slide** acht pro Seite **Extended Cross Slide** acht pro Seite **Ground Climber** acht Mal **Caterpillar Bend Legs** sechs Mal **Wall Roll** vier pro Richtung	**Advanced Crawl** eine Minute **Cross Side Crawl** acht in jede Richtung **Advanced Front Slide** acht pro Seite **Extended Cross Slide** acht pro Seite **Ground Climber** acht Mal **Caterpillar Bend Legs** sechs Mal **Wall Roll** vier Mal pro Richtung

Dritte und vierte Woche

	TAG 1
Vorbereitende Übungen	**Drumming** zwei Mal fünfzehn Sekunden **Low Screwdriver** acht Mal pro Seite **Regular Wall Crawl** vier Mal
Krabbeln Übungen	**Advanced Crawl** eine Minute **Cross Side Crawl** acht in jede Richtung **Advanced Front Slide** acht pro Seite **Extended Cross Slide** acht pro Seite **Hovering Crawl** sechs Mal **Caterpillar Straight Legs** sechs Mal **Roundabout** vier pro Seite

Ab der dritten Woche können Sie sich auch aus dem Flow Crawl Programm Übungen aussuchen: Flip Side Crawl, Flip Wheel, Peacock, Flying Crawl

TAG 3	TAG 5
Drumming zwei Mal fünfzehn Sekunden **Low Screwdriver** acht Mal pro Seite **Regular Wall Crawl** vier Mal	**Drumming** zwei Mal fünfzehn Sekunden **Low Screwdriver** acht Mal pro Seite **Regular Wall Crawl** vier Mal
Advanced Crawl eine Minute **Cross Side Crawl** acht in jede Richtung **Advanced Front Slide** acht pro Seite **Extended Cross Slide** acht pro Seite **Hovering Crawl** sechs Mal **Caterpillar straight Legs** sechs Mal **Roundabout** vier pro Seite	**Advanced Crawl** eine Minute **Cross Side Crawl acht** in jede Richtung **Advanced Front Slide** acht pro Seite **Extended Cross Slide** acht pro Seite **Hovering Crawl** sechs Mal **Caterpillar Straight Legs** sechs Mal **Inverted Wall Crawl** zwei Mal

FORTGESCHRITTENES TRAINING

Fünfte und sechste Woche

	TAG 1
Vorbereitende Übungen	**Drumming** zwei Mal fünfzehn Sekunden **Low Screwdriver** acht Mal pro Seite **Regular Wall Crawl** vier Mal
Krabbeln Übungen	**Advanced Crawl** eine Minute **Cross Side Crawl** acht in jede Richtung **Advanced Front Slide** acht pro Seite **Extended Cross Slide** acht pro Seite **Hovering Crawl** sechs Mal **Caterpillar Straight Legs** sechs Mal **Inverted Wall Crawl** zwei Mal

TAG 3	TAG 5
Drumming zwei Mal fünfzehn Sekunden **Low Screwdriver** acht Mal pro Seite **Regular Wall Crawl** vier Mal	**Drumming** zwei Mal fünfzehn Sekunden **Low Screwdriver** acht Mal pro Seite **Regular Wall Crawl** vier Mal
Advanced Crawl eine Minute **Cross Side Crawl** acht in jede Richtung **Advanced Front Slide** acht pro Seite **Extended Cross Slide** acht pro Seite **Hovering Crawl** sechs Mal **Caterpillar Straight Legs** sechs Mal **Inverted Wall Crawl** zwei Mal **Wall Run** vier Schritte in jede Richtung	**Advanced Crawl** eine Minute **Cross Side Crawl** acht in jede Richtung **Advanced Front Slide** acht pro Seite **Extended Cross Slide** acht pro Seite **Hovering Crawl** sechs Mal **Caterpillar Straight Legs** sechs Mal **Inverted Wall Crawl** zwei Mal **Wall Run** vier Schritte in jede Richtung

ÜBUNGSREGISTER

Danksagung

Ich möchte mich bei einigen lieben Menschen für das Zustandekommen dieses Buches bedanken. Zuerst bei meiner Familie: bei meiner Frau Randi, meinem Sohn Aaron und meiner Tochter Lilly für die vielen Stunden, die sie mich entbehren mussten. Ich danke Euch von ganzem Herzen für Eure Unterstützung und Euer Verständnis. Ich danke meinen vielen Lehrerinnen und Lehrern aus dem Tanz und der Therapie, die mich im Laufe der Jahrzehnte begleiteten und mir immer wieder neue Impulse gaben, die mich auch zu diesem Buch führten. Stellvertretend für alle seien hier einige erwähnt: Ivan Wolfe, Nicole Caccivio, Roberto Galvan, Hans Meirhofer, Dr. Hans Garten.

Ich danke Bernhard Salomon vom Verlag edition a für den Impuls zu diesem Buch und die tolle Zusammenarbeit. Greta Sparer danke ich für ihre Unterstützung bei der Organisation und Strukturierung des Buches und für die vielen konstruktiven Gespräche zu den Inhalten und Beschreibungen. Vielen Dank an das ganze Team von edition a für die wunderbare Arbeit, die Fotos, das Layout. Vielen Dank an die Anton Bruckner Privatuniversität für die Möglichkeit die Fotoaufnahmen in den tollen Räumlichkeiten machen zu dürfen. Nicht zuletzt möchte ich mich bei Barbara Salomon bedanken. Durch sie entstand der Kontakt zu ihrem Bruder Bernhard Salomon, ohne sie würde das Buch nicht existieren.

DER AUTOR

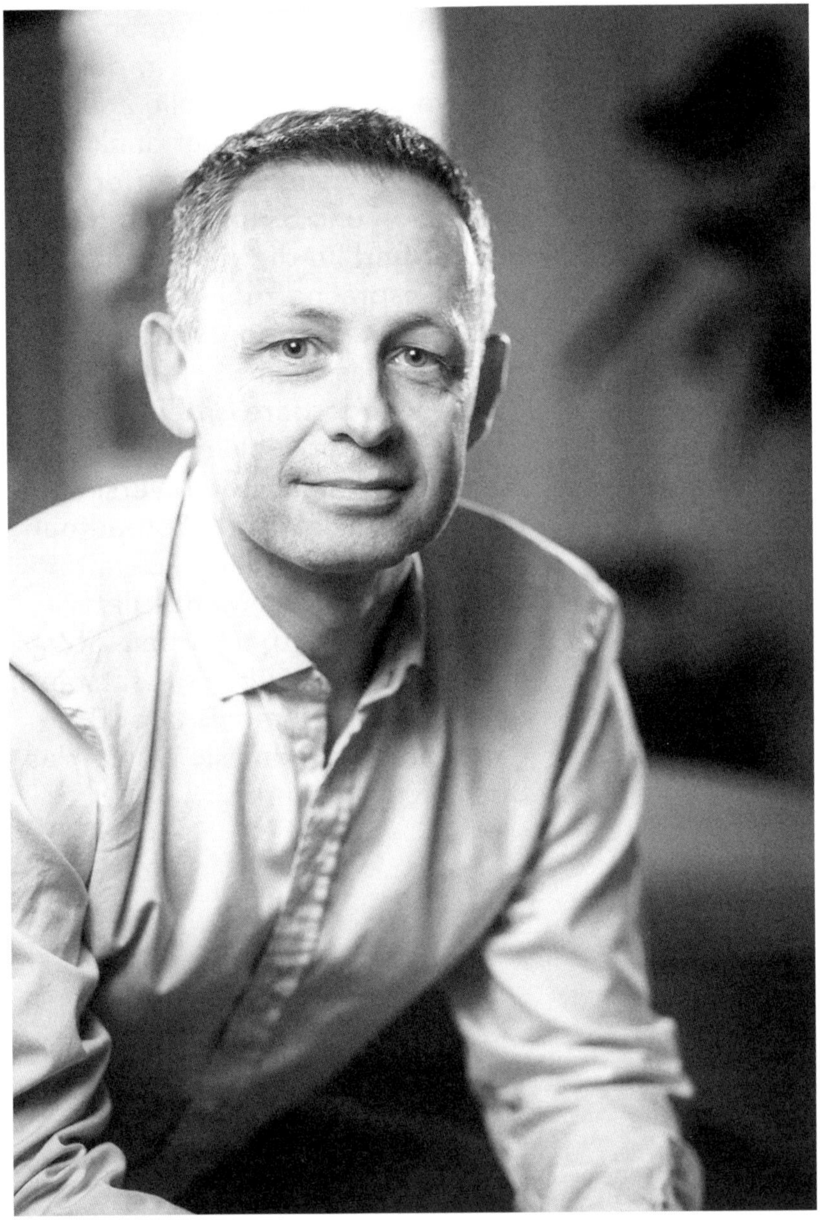

Johannes Randolf lehrt Tanz an der Anton Bruckner-Universität in Linz und betreibt ebendort eine erfolgreiche Praxis für Physiotherapie. In seiner Jugend zwang ihn eine Verletzung, seine Tanzausbildung an der Tanzakademie in Rotterdam abzubrechen. Weil er mehr über den Körper erfahren wollte, absolvierte er eine Ausbildung zum Physiotherapeuten und schaffte gleichzeitig den Weg zurück auf die Tanzbühnen.

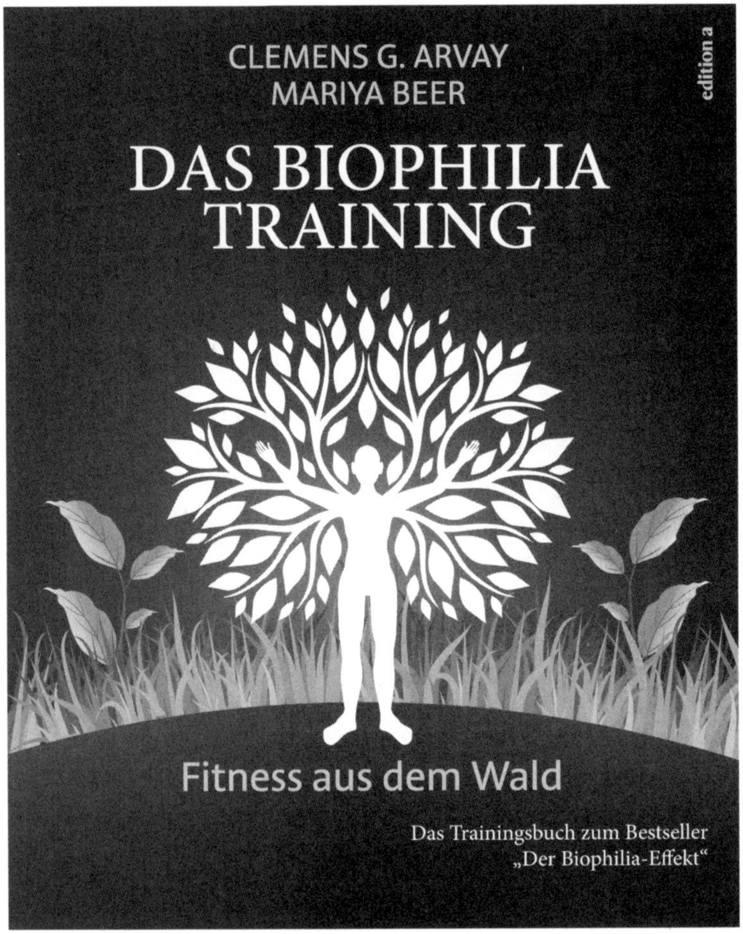
edition a
CLEMENS G. ARVAY
MARIYA BEER
DAS BIOPHILIA
TRAINING
Fitness aus dem Wald
Das Trainingsbuch zum Bestseller
„Der Biophilia-Effekt“

Die Wissenschaft hat bewiesen, was wir alle schon lange spüren: Bewegung im Wald tut uns gut, körperlich und seelisch. Denn die Bäume kommunizieren über bestimmte Botenstoffe mit unserem Immunsystem. Wenn wir im Wald statt in geschlossenen Räumen trainieren, kriegen wir beides im Paket: Fitness und Heilung. Der Biologe Clemens G. Arvay und die Fitnesstrainerin Mariya Beer zeigen die besten Übungen im Wald für Anfänger und Fortgeschrittene und erklären die Vorteile einer natürlichen Umgebung für den Muskelaufbau und den Bewegungsapparat.

Clemens G.Arvay, Mariya Beer
Das Biophilia-Training
Broschiert Durchgehend vierfarbig bebildert
192 Seiten, EUR 22,-
ISBN 978-3-99001-160-7

9 783990 011607

Iris Zachenhofer
Marion Reddy

slow slim

Der 12-Monats-Plan zum Schlankwerden und Schlankbleiben

edition a

Mit Radikaldiäten abzunehmen hat einen großen Nachteil: Der Gewichtsverlust verändert dabei unser Gehirn auf eine Art, die wir nicht wollen. Denn danach können wir jahrelang Hunger haben, ohne genau zu wissen, woher er kommt. Dr. Iris Zachenhofer, Neurochirurgin und Psychiaterin und Dr. Marion Reddy, Neurochirurgin, räumen mit den Illusionen von den Schnelldiäten auf und bieten eine einfache Lösung für das Problem an: Wer dauerhaft abnehmen will, muss sich ein Jahr Zeit dafür nehmen. Der 12-Monats-Plan, den sie vorlegen, klingt einfach, aber er funktioniert.

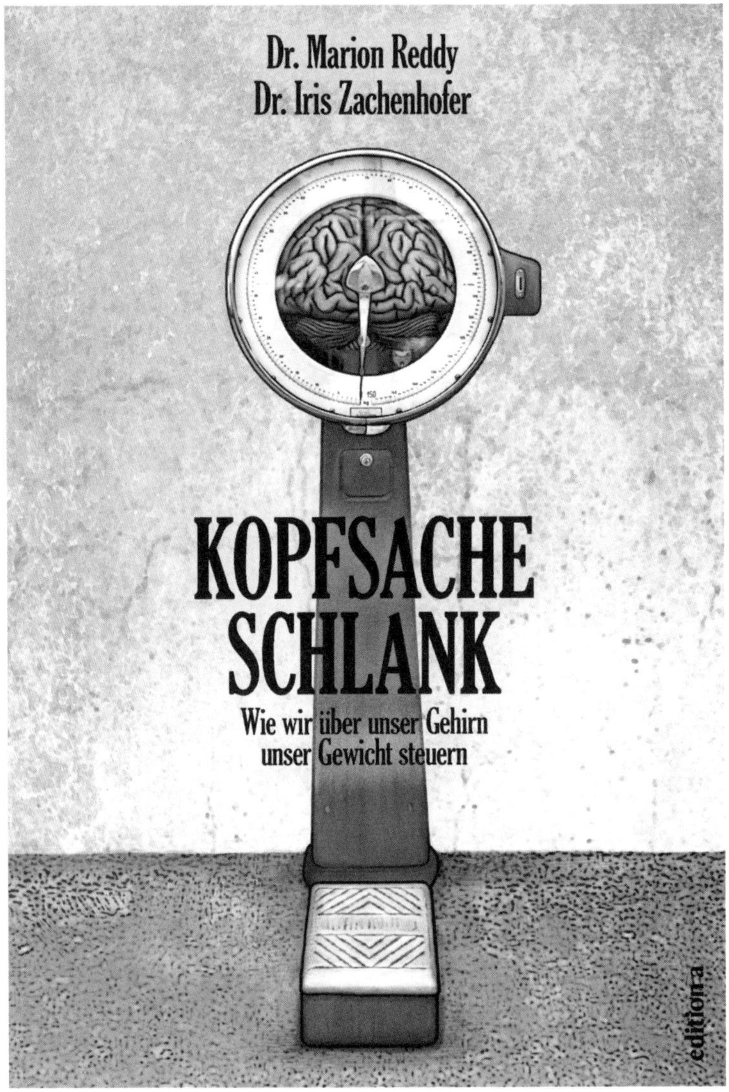
Dr. Marion Reddy
Dr. Iris Zachenhofer
KOPFSACHE SCHLANK
Wie wir über unser Gehirn unser Gewicht steuern
edition a

Es hat einen Grund, warum Diäten nie funktionieren: Unser Essverhalten ist in den für unsere automatisierten Verhaltensweisen zuständigen Basalganglien abgespeichert. Wenn wir unser Essverhalten ändern wollen, müssen wir deshalb zuerst unsere Basalganglien neu programmieren. Die Psychiaterin und Neurochirurgin Dr. Iris Zachenhofer und die Neurochirurgin Dr. Marion Reddy erklären, wie das geht, und an welchen Schrauben in unserem Gehirn wir noch drehen können, um schlanker zu werden, ohne zu hungern.